# 飲んで、塗って、痛みが消えた

佐藤 清

たま出版

# はじめに

私が中学一年生の秋頃だったと思います。私の家に痩せ細ったブチの子猫が一匹迷い込んで来ました。

母は、かわいそうだからその子猫を家で飼ってあげようと言ったのですが、わが家にはすでに小動物が沢山いたので、子猫のスペースがありません。

そのとき、母は子猫の頭を撫でながら、

「四年間、おまえをこの家に置いてやるからね」

と、子猫に話しかけていました。

不思議なことに、その子猫は、四年後の秋に忽然と姿を消したのです。

母は私に、

「この世の中に生きとし生けるもの、草、花、水に至るまで、すべてが命を持っていて、かわいいね、綺麗だね、優しいねと声をかけてあげれば、かわいい、綺麗な、優しい花を咲かすんだよ」

と言ってくれたのをおぼえています。

また、水の研究をしていたときにも、私には母が言ってくれた思いがあり、私を訪ねて来た人に、「水は何でもよく知っていて、人の心を見ている」と言いましたら、そのなかに水の結晶の研究をしていた人がいて、次のように言ったのです。

「水の結晶を見ていると、よい水の結晶は整然と綺麗な美しい結晶になっている。ところが、水に向かって、『バカヤロー、コノヤロー』と汚い言葉を浴びせると、水の結晶はまたたく間に崩れる」

生きとし生けるものすべてに、心から愛情を込めて、優しく、温かく接すれば、必ず心が通じると思います。

ガン細胞も例外ではありません。私は、ガンの末期の人たちにいつも言っていることがあります。それは、ガンと対話しなさいということです。「あまり私の身体の中で増え続けると、私は死んでしまうよ。死んでしまえば私が燃やされて、あなたも終わりだからね。私の身体の中で暴れているあなたも、もともとは私の分身なのだから、もとの細胞に戻ってね。私も、今までの生活習慣を改めるからね」

実際、そうすることによってガンの進行が遅くなった例がいくつもあります。

私がインドでアガステアの葉に出合ったとき、人間の一生は一つとして偶然はなく、すべてが必然であるということを思い知らされました。だから、いつも人との出会いを大切にしたいと、心からそう思っています。

平成十六年五月吉日

講演先の九州にて、著者識

飲んで、塗って、痛みが消えた ―― 目次

# 第一章

## 巨人軍の選手を治療し、「羅天清療法（ラーテンセイ）」を開発！

## 講演会のために、腰痛が治る過程を収めたビデオをつくった

### 「腰痛が簡単に治るなんて、〝やらせ〟だ」との声があがった

平成三年に、日本の整形外科医の権威者・市川宣恭先生と私とで、大阪・梅田そごうのイベント室で、腰痛をテーマに講演を行ったことがあります。市川先生は西洋医学の立場から、私は東洋医学の立場から、昼食をはさんで午前と午後とに、同じテーマで講演を行いました。

この講演に先駆けて、私はいつもより念入りにスタッフと打ち合わせを

し、新たにビデオをつくりました。相手が天下の市川先生である以上、こちらとしてもそれなりに内容を充実させて臨む必要があると考え、私の治療法で実際に腰痛が治っていく様子を撮影したのです。

このとき協力してくれたのが、スポーツに力を入れていることで有名な高岡第一高校（富山県高岡市本郷）の生徒たちでした。高岡第一高校の川原隆平理事長は、昔から私の大ファンを自称してくれていて、私は以前から、野球部をはじめ運動部の生徒たちをたくさん治療していました。そこで、ビデオ撮影することを前提に、川原理事長にお願いして、腰に痛みがある生徒たちを集めてもらったのです。

午後の私の講演では、まず最初にビデオを見てもらいました。そうしたところ、はじめは「おお、すごいなあ」などと、感嘆の声があちらこちらから聞こえてきたのですが、しばらくすると、誰かが、「このビデオは、おかしい。腰痛があんなに簡単に治るはずないじゃないか」と言い出しました。

すると、次々にそれに同調する意見が出され、挙げ句の果てには、

「あれは〝やらせ〟にちがいない」

との声まであがりました。

当時、テレビ番組で〝やらせ〟があったとか、なかったとか、ずいぶん話題になっていました。〝やらせ〟とは、狭義にはフィルム・ドキュメンタリーで、ありもしない事実を演出したり、事実を再現するために演技をさせることをいうわけです。しかし、そのころは、クイズやスポーツなどの八百長なども、〝やらせ〟といわれるようになっていて、かなり広い意味に使われはじめていました。

そこで、「事実を再現するために演技をさせる〝やらせ〟」については、そのことを視聴者に明示すれば、〝やらせ〟ではないという反論が登場し、さらには現実問題として、再現や演出なしにドキュメンタリーが制作でき

るのかという根本的な議論まで登場し、ずいぶんマスコミを騒がしていたのです。

それに、今から思えば、市川先生が、午前中の講演の最後を、

「スポーツでの腰痛は、治りにくいものです」

と締めくくられたことも、大きく影響していたようです。

西洋医学の大先生がスポーツでの腰痛は治りにくいと明言したばかりなのに、どんどん腰痛が治っているなど、やっぱりおかしいというわけです。

## 新体操の女性の腰痛を、みんなの目の前でピタリと治した

常識的に考えても、理事長から指名を受けた高岡第一高校の生徒が、〝やらせ〟に応じたりするわけがないことは明らかなのですが、会場がざわざわするので、私は、いったんビデオを止めさせて、次のように言いました。

「このなかで、どこか具合の悪い方はおられませんか。私の治療法がどのようなものであるかを示すために、みなさんの目の前で、その方を治してさしあげます」

すると、二十歳前後のきれいな女の人が、さっと手をあげました。

「どこか痛いところがあるのですか」

壇上に上がってもらって、そのように聞くと、

「はい。新体操の演技で足を大きく開く時に、股関節（こかんせつ。骨盤と大腿骨とを結ぶ関節）がビリッとするほど痛くて、それが腰にまできていて…」

とおっしゃいます。

さすがの私も、正直これにはまいりました。治療してあげたいのはやまやまでしたが、講演会場の壇上で、若い女性の股関節を触るわけにはいきません。しかしながら、ここで何もしなければ、〝やらせ〟疑惑を認めたか

のようなことになってしまいます。

そこで、私は、手の甲の側にある小腸経支正というツボに、鍼を一本打ちました。

そうして、ゆっくりと足を開かせたところ、

「あれっ！　ぜんぜん痛くありません」

あっけにとられたように、その女性は言いました。

そのとたん、会場中からわれんばかりの拍手が起こりました。見ると、「あれは〝やらせ〟だ」と言った人たちまでもが、拍手をしてくれていました。

そのあとに、講演をし、最後に、

「腰痛は、ツボの治療で治るのです」

と締めくくったのですが、このときにはもう、あれは〝やらせ〟だなどという声は、一つもあがらず、みなさん拍手をしてくれました。

## 掛布選手の半月板損傷、松井選手のタナ障害を治療した

### 読売テレビ社長が、巨人の藤田監督にビデオを届けさせた

その講演会場には、読売テレビの河内卯一郎さんが来ておられて、私の話をビデオに撮っていました。そしてその話を、読売テレビの社長にされたところ、たいそう驚かれて、すぐさま、

「そのビデオを読売巨人軍の藤田監督（当時）のところに届けろ」

と指示をされたそうです。

当時、巨人軍の担当者であった佐藤忠功氏は、ビデオを携えてすぐにキャンプ地の宮崎に飛びました。

当時の藤田監督は、それはもうたいへんな勢いでした。なにしろ一九八一年に長嶋監督のあとを受けて巨人軍の監督となり、王助監督、牧野ヘッドコーチとのトロイカ体制で、八年ぶりの日本一に輝いたわけですから。そのときのルーキー原辰徳選手の活躍もすごくて、開幕六試合で連続安打をかっとばして、セ・リーグ記録を三十一年ぶりに塗り替えていました。

私のビデオが宮崎キャンプに運ばれたのは、二月のことで、選手たちはオープン戦を前に練習に余念がなく、原辰徳選手（当時三塁手）もいました。しかし、彼はアキレス腱の故障から、このままでは開幕戦に間に合わないと言われていたのです。

そうしたところにビデオが届いたものですから、これだっ！　と思われたのでしょう、藤田監督から私に、

「いますぐ宮崎に来て、開幕戦に間に合うように原を診てくれないか」

と、直接電話が入りました。

私は野球が好きなものですから、二つ返事ですっ飛んで行きました。キャンプ地に着くと、故障者は原辰徳選手だけでなく、他にもたくさんいることがわかりました。そこで私は、故障している選手たちを次々と治療し、そのほとんどを治してしまいました。

そうして、宮崎をあとにして、東京ドームでの開幕戦を楽しみにしていたところ、今度は、

「東京ドームに来て治療してくれないか」

との電話が入りました。

東京ドームで巨人軍の選手の治療ができるなど、野球ファンにとっては望外の喜びですから、これも二つ返事でＯＫしました。私はもともと大の巨人ファンで、中学・高校と野球部に所属し、四番バッターでピッチャー

で、キャプテンまで務めていたのです。高校は、富山県立八尾高校でした。

私への治療の要望は、そのあとも続き、結局、シーズン中も要請のあったときには巨人軍の選手の治療を続けることになりました。この時期に、私は巨人軍のほとんどの選手たちを診たわけですが、藤田監督には本当によくしていただいたと今でも感謝しています。

そのようなことが一年半ほど続いたのですが、私のほうがけっこう忙しくなったこともあり、その後はあまり出向くこともなくなりました。

## 今度は長嶋監督から「選手たちを診てくれないか」と電話が入った

巨人軍の選手を診なくなっても、私はずっと巨人ファンでしたので、ほとんどの試合は見ていましたし、熱心に応援もしていました。

そうしたところに、一九九三年に巨人軍の監督に返り咲いた長嶋監督から、

「宮崎に来て、選手たちを診てくれないか」

と電話が入りました。

どうやら佐藤忠功さんが私のことを話したらしいのですが、もちろん私はOKで、キャンプ地の宮崎にすっ飛んで行きました。

長嶋監督は、私を宮崎観光ホテルのスイートルームに呼んでくれて、とくに漁師に頼んで釣らせた天然のクエの刺身と鍋でもてなしてくれました。クエというのはスズキ目ハタ科の魚で、ハタ類のなかで最も美味とされているわけですが、さすがにこれは美味(うま)かった。

その初対面の席で、長嶋監督から、とても率直に、

「巨人軍のトレーナーたちに、治療のしかたを教えてやってくれないか」

と頼まれました。

翌日、さっそく野球場に出向くと、トレーナーたちをトレーナー室に集めて、診断のしかたから治療のしかたまで、一通り教えました。

そのようなかたちで、私と巨人軍の関係は復活し、現在まで続いているのですが、私の治療を必要とする患者さんは、他にもたくさんいるので、巨人軍だけにかかりっきりになるわけにもいきません。いまは、本来の治療師としての仕事を行うということで、超多忙の日々を送っています。

## 掛布選手の半月板損傷の治療もした

治療費については、藤田監督から選手の治療を依頼された頃は、途中で急用で地元に帰ることもできるようにと、ほとんどボランティアに近い形で治療していました。それが、あるときからは参加報酬という形になり、読売巨人軍から何十万円というように送られてきました。

これには、うちの事務所の連中が喜びました。キャンプの場合、選手たちも含めて関係者には、参加報酬という形で支払われるのだそうです。私も、巨人軍の選手なみだということで、事務所の連中は喜んだわけです。

野球選手の治療は、巨人軍だけではありませんでした。阪急ブレーブスの選手たちの治療もしました。当時の阪急ブレーブスは、まだ上田監督の時代で、長池さんに頼まれたのがきっかけでした。福本選手や山口選手などの治療をしました。

それ以前には、掛布選手がまだ阪神の現役だった頃、横浜球場での試合中に負傷し、半月板（ひざの中央部にある半月状の軟骨）損傷で、再起不能と言われた時期がありました。そのときに治療をしたのが私です。

当時、阪神の選手たちは、ケガをすると大阪の厚生年金病院で治療を受けることになっていました。ところが、掛布選手は「注射されるのはごめんだ」と主張し、長池さんの紹介で私のところに話がきたのです。

長池さんのところには、新井さんという「掛布の恋人」とも言われるバッティング・ピッチャーがいますが、その時、偶然にも新井さんが長池さんのところに遊びに来ていたのです。そこに、掛布選手治療の一報が入り、すぐさま私が治療に当たることになったのです。ただ、その頃は、私も今ほど腕が上がっていませんでしたから、完全に治るまでには十一回もの治療が必要でした。

## 巨人時代の松井秀喜選手の膝のタナ障害も完治させた

今から四、五年前のことですが、現在ニューヨーク・ヤンキースで大活躍の松井秀喜選手が、まだ巨人軍にいて、巨人・阪神の開幕戦に出場したものの、膝が悪くて不振だったことがありました。医者からはタナ障害と診断され、治すには手術以外にないと言われたそうです。

タナ障害とは、スポーツ障害の一種で、膝関節のC軟骨の下に余分なものが増殖して、滑膜ヒダが棚のようになり、膝の屈曲や伸展時に痛みをもたらすというものです。軽いものならば筋力強化やストレッチで防げますが、ひどいものになると、たしかに西洋医学では、タナそのものを取り除くしかないといわれています。しかし、タナを取り除くとなると、これはもう立派な外科手術であり、松井選手はそのシーズンを諦めなければなりません。

長嶋監督に呼ばれた私は、阪神戦の時に巨人軍が宿泊する芦屋の竹園ホテルに向う途中で、「これは、鍼治療しかない」と決意しました。

芦屋の竹園ホテルに着いて、松井選手の肘の肺経の尺沢（しゃくたく）と、膝の内・外の膝目（しつがん）に鍼を打ちました。するとどうでしょう。たった一回の治療で治ってしまったのです。

私は、右側の膝と肘、左側の膝と肘は、基本的には同じツボを持っていると考えています。松井選手の場合も、肘のツボに鍼を打ったことで、経絡の流れが整えられ、痛みが消えたのです。

それにしても、このとき驚いたのは、松井選手の体です。膝のツボに鍼を打ったのですが、硬くて大きな筋肉が邪魔をして、鍼がなかなか入っていかないのです。松井選手の横には萩原チーフトレーナーがぴったりと寄り添っています。萩原チーフトレーナーには、治療方法を教えたこともあり、その目の前で、私が鍼を打ち損じれば、とんだ恥さらしです。

ここはなんとしてでも、鍼をきっちり打ち込まなければならないと、思い切り鍼を打ったところ、なんと鍼がポーンと弾き返されるではありませんか。私は長年鍼治療をしてきていますので、松井選手のように鍼がなかなか入らなかったという経験は何度かあります。ですが、打った鍼が弾き返されたというのは、後にも先にもこのときだけです。松井選手の筋肉は、硬くて大きいばかりか、弾力性にも富んでいたのです。

## 松井選手が言っていた〝富山の鍼の先生〟とは

私はこのときのことを、講演などで話すことがあるのですが、そのときに、

「松井選手は、やっぱり人間じゃないですよ。ゴジラですよ」

と言うと、会場はいつも大爆笑となります。

松井選手は、私の鍼治療のとき、顔色ひとつ変えませんでしたが、あとで聞いたところによると、本当はかなり痛かったとのことです。そのため、もう二度と鍼治療はやりたくないとこぼしていたそうですが、タナ障害時の鍼のツボは、普通の人なら飛び上がるほど痛いところです。しかし、そこはさすが松井選手です。まるで何てこともないかのように、平然と治療を受けていたというわけです。

その後、石川県で講演したときに、松井選手の中学校時代に担任だった先生のお母さまが聴きに来られていたということがありました。最初は私と松井選手との関わりなど、まったくご存じなかったのですが、講演で私が松井選手の治療したことがあるという話をしたので、

「（松井選手が言っていた）〝富山の鍼の先生〟とは、佐藤先生のことだったのですね。その節は大変お世話になりました」

と、ずいぶん丁重にお礼を言われました。

松井選手は、郷里の人たちをとても大事にしていて、熱心に応援してくれている人に手紙を出したり電話をしたりしているんですね。どうやら、その手紙に次のような趣旨のことが書かれてあったらしいのです。

「膝の故障でずいぶん心配をおかけしましたが、富山の鍼の先生に治療してもらったらところ、たった一回の治療でしたが、痛みが消えて、もうすっかりよくなりましたので、どうぞご安心ください」

私にとっての松井選手の治療は、なにしろ鍼が弾き返されたわけですから、とても印象深かったわけですが、松井選手もそうだったのですね。〝富山の鍼の先生〟と、私のことを覚えてくれていたようで、とても嬉しくなりました。

## バレーの川合選手、熊田選手、ゴルファーのセベ・バレステロスも

野球選手がいちばん多かったのですが、川合選手や熊田選手など、全日本のバレーボールチームの選手を診たこともあります。

全日本チームを診るようになったきっかけは、松下電器産業の藤田選手です。藤田選手が故障をして困っていたのを、私が治すことができたのですが、そのことによって再起した藤田選手の大活躍で、松下電器産業はそ

の年、全国制覇を成し遂げたのでした。

その藤田選手が、私をバレーボールの全日本チームに紹介し、当時南平台のところに専売公社かなにかの体育館があり、そこで練習するときは、呼ばれて行ったものです。

プロ・ゴルファーでは、セベ・バレステロスを診ました。スペイン人のセベ・バレステロスは、二十二歳のときに全英オープンとマスターズとで初優勝し、その後に全英オープンで三度、マスターズでもう一度優勝していて、「タイガー・ウッズ以上の闘争心と野性味に溢れ、アプローチやパッティングが巧み」と、いまでもファンは多いようです。

セベ・バレステロスの試合で、とくに有名なのが、一九八三年のマスターズの四日目の試合です。なんと最初の四ホールを、バーディ・イーグル・パー・バーディで回り、そのまま優勝を決めたのです。

そのセベ・バレステロスの全盛期に、ダンロップ・フェニックスの大西久光さんに頼まれて、クラブハウスで治療しました。嬉しいことに、私が治療をした翌年に、セベ・バレステロスは、ヨーロッパ・チャンピオンになりました。

私は、まったくのゴルフ音痴でしたから、セベ・バレステロスという名前をおぼえることさえやっとだったのですが、大のゴルフ・ファンであった甥は、もうたいへんでした。私がセベ・バレステロスの治療をしていることを知って、「ぜひサインをもらってきてほしい」と、ずいぶんせがまれました。

ゴルファーでは、セベ・バレステロスのほかに、一九八五年にデビューして、エベル・ヨーロピアン・マスターズやジャーマン・マスターズ、太平洋マスターズなどで優勝したホセ・マリア・オラサバル、賞金ランキング上位にいつもいた尾崎将司を追い上げた加瀬秀樹といった方々も診たものです。

他にも、報徳学園が金村選手を擁して全国制覇したとき、また大阪桐蔭学園が甲子園で優勝したときにも、陰ながら鍼で選手たちの手助けをしたものです。

## 「羅天清療法（ラーテンセイ）」誕生！

### 中国で漢方医学を勉強をし、岡崎嘉平太氏の治療をする

中国へはしょっちゅう漢方学の勉強に行っておりましたので、植物については本当にいろいろ研究しました。私が最初に中国を訪れたのは、プロレタリア文化大革命の真っ最中のときです。広州交易会（日本の通産省にあたる中国対外貿易経済合作部が、四月と十月に中国南部の都市・広州で開催する総合商品見本市）に紛れ込んで中国に渡り、中山（ちゅうざん）医学院で勉強し

たのです。

帰国してからは、私の鍼治療はそれなりに評判になっていて、著名な方からの依頼もかなりありました。自分でいうのもおこがましいのですが、その頃の私は、北陸三県でナンバーワンと言われ、患者さんの数も相当に増えていました。全国各地からわざわざ富山まで、多いときには一日に四百人くらいもの患者さんが訪ねて来てくださいました。

そんなとき、全日空の顧問をしておられた岡崎嘉平太さんから、「（東京の）大森の自宅に治療に来ていただけないか」との依頼を受けました。岡崎さんはそのとき、膝と腰を痛めておられて、動けない状態だったのです。

岡崎さんは、戦前の日銀に入ってベルリンや上海に長く滞在し、戦後、産業界に身を転じて、全日空の社長を務め、日中覚書貿易（ＬＴ貿易）交渉の責任者として北京を訪れ、周恩来首相と親交を結ぶようになりました。日本は、田中角栄内閣のときに、日中の国交を回復しますが、そのときには岡崎さんが裏方に徹して、ずいぶん協力しておられました。私はそのことを知っていたので、岡崎さんの大ファンであり、すぐさま大森に飛びました。

岡崎さんの治療は、さほどむつかしいものではなく、比較的短時間で終わりました。岡崎さんは、もっとたいへんな治療をしなければ治らないと思っておられたようなので、たいへん喜ばれ、治療を終えて帰り支度をしている私に、お礼にと金一封を差し出されました。

私は権威というものが大嫌いであり、財界というものにも何かしらの反発もあって、「日本のために尽くしておられるあなただから、こうしてやってきたのであり、お金をいただくためではないので」

と、それを突き返しました。

そんな私を岡崎さんはじっと見つめられ、こうおっしゃいました。

「君は人の体を治す人ですが、治された者の心まで考えて治療しているのですか」

このとき、一瞬にして目からうろこが落ちました。

「申し訳ございません。私は勘違いをしておりました」

と言うなり、私はその場に手をつき頭を下げたのです。それが岡崎さんとのはじめての出会いでした。

以来、岡崎さんは私をたいそうかわいがってくださり、中国へ渡る際のルートなどいろいろ手配に尽力してくださったのです。当時はまだ中国へ渡航するには、それなりの複雑な手続きが必要だったからです。そのおかげで、私は生涯師と仰ぐ馮天有（フーテンユー）先生と羅有名（ラーユーメー）先生に出会うことができたのでした。

## 羅有名先生の羅、馮天有先生の天をいただき「羅天清（ラーテンセイ）療法」と名づけた

私のこれまでの治療法は、「羅天清（ラーテンセイ）療法」というものです。羅天清という名前は、私が中国で出会い、生涯師と仰ぐ馮天有（フーテンユー）先生から「天」の字を、羅有名（ラーユーメー）先生から「羅」の字をいただき、佐藤清の「清」をつけたものです。

馮天有先生は、周恩来の主治医も務め、鄧小平（とうしょうへい）が「ムチウチ座骨神経痛を治療させたら世界で一番」と自慢していた、名実ともに世界でナンバーワンの治療師です。羅有名先生は、年齢がすでに百十三歳にもなる女性の先生で、前漢時代の名医で中国医学の神様と崇拝されている華陀（カダ）の再来とも言われるほどの名医です。羅有名先生は、今なお現役で治療に当たっておられます。

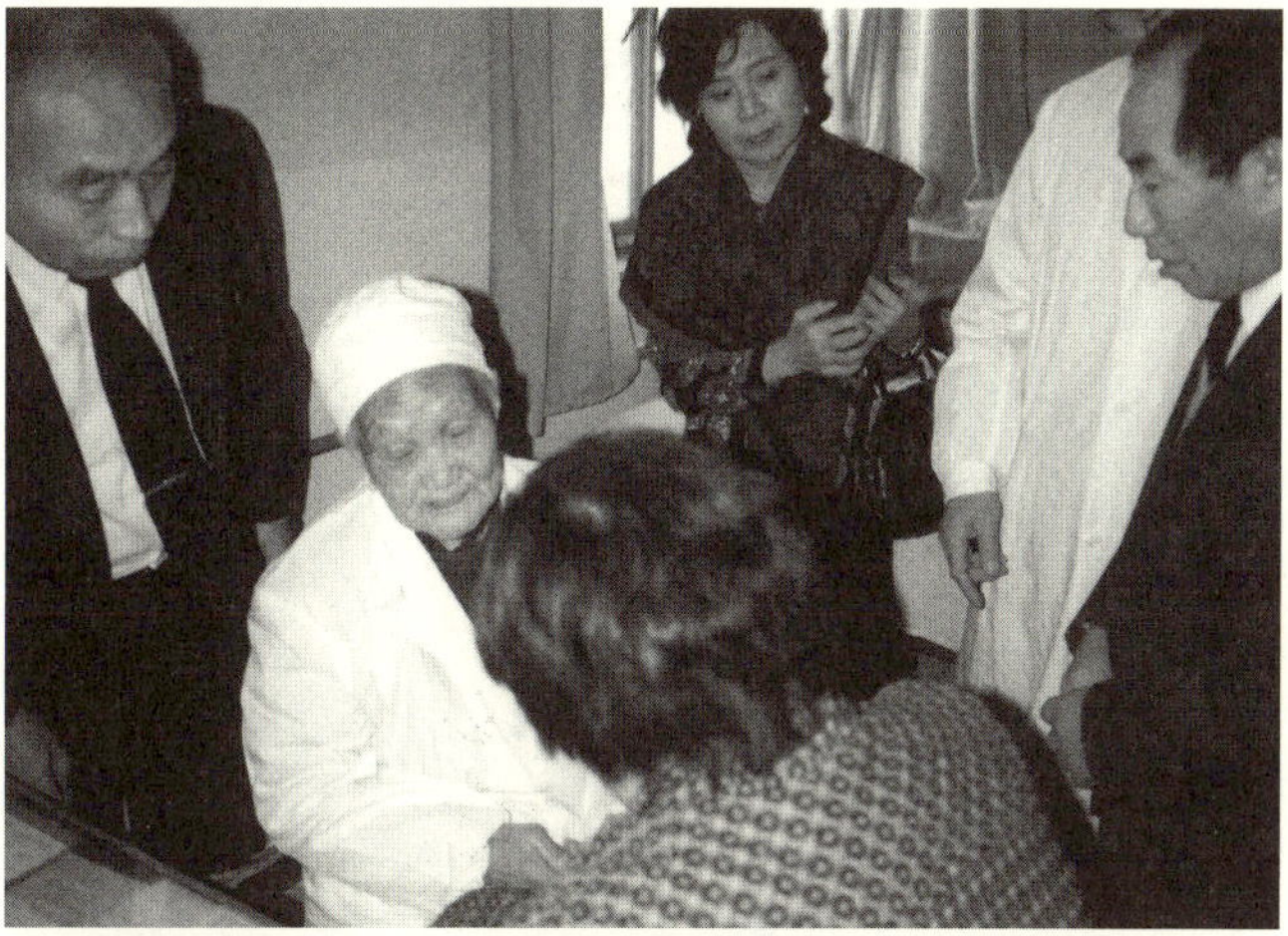

羅有名先生（中央白い服）と著者（左端）

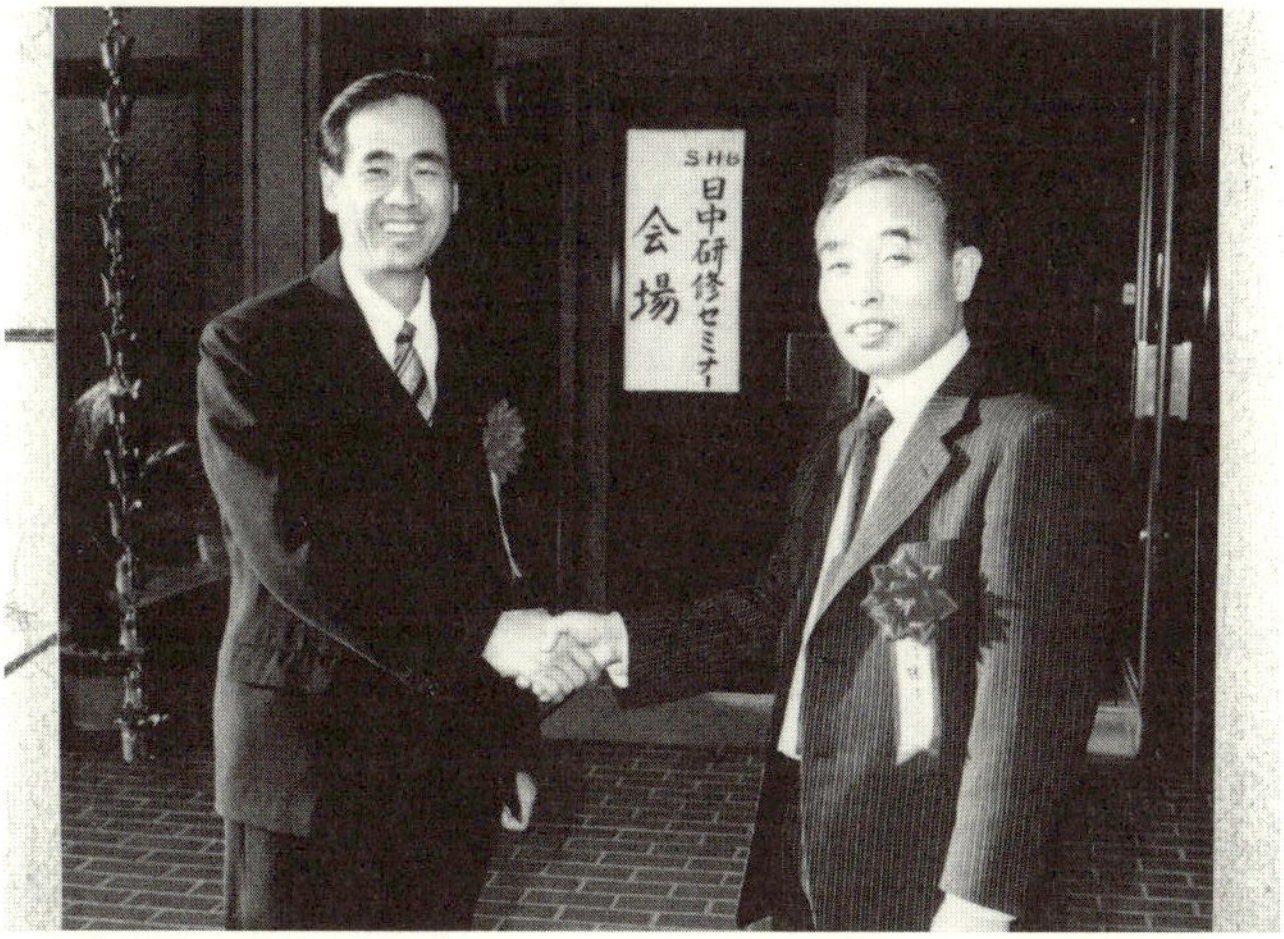


馮天有先生と著者（右側）

「羅天清療法」は、鍼治療をメインに、癒しの水である菩薩元と、特殊な治療器であるゴッドハンドによる治療法です。

菩薩元は、マイナスイオンを大量に含んだ抗酸化水です。地球上に存在するものは、すべて生命場（波動や気、生体エネルギー）の影響を強く受けていて、その情報を水が私たちの心身に伝えているため、水を変えることにより心身を変えるというのが、菩薩元の基本的な考え方です。酸化は物を腐らせるということであり、抗酸化作用とは酸化されないようにする作用です。そこから一歩先に進んだのが還元作用であり、これは酸化されたものをもとに戻すというものであり、菩薩元にはこの還元作用があります。

ゴッドハンドは、電気によって磁場を発生させ、生体に流れる過剰なエネルギーを放出し、不足したエネルギーを補うというものです。これは、すでに厚生労働省の認可も受けている治療器で、「鍼師は、将来的には鍼という物質からも離れなければならない」との信念に基づいて開発したものです。

「羅天清療法」についての詳しいことは、『21世紀は無病の時代になる』（たま出版）をご参照ください。菩薩元とゴッドハンドについても詳しく書いてありますし、羅天清療法の体験談も数多く掲載されています。

# 第二章

## 奇跡のジェル開発で、
## 私の治療法も進化

## 「塗るだけで痛みと痒(かゆ)みが消えるジェル」の開発に成功

### ノニとトルマリンの絶妙の組み合わせが生んだジェル

ずいぶん以前から、患部に擦り込むことで痛みが緩和される軟膏状のものはできないだろうかと開発を進めていたのですが、このほどそれがようやく完成しました。私はこれを「塗るだけで痛みが消えるジェル」と呼んでいます。

みなさんは、トルマリンという言葉を聞かれたことがあるでしょう。あるいは、トルマリンという宝石ならご存じかもしれません。トルマリンは、複雑な組成のケイ酸塩鉱物で、宝石のなかでもとくに多様な色彩を持つことで知られています。

そのトルマリンが、マイナスイオンを大量に出すということがわかったことから、最近では別の面でも脚光を浴びるようになりました。家のなかに置いておくだけで、住環境がよくなるということで、建築などにも採り入れられていますが、トルマリンはやはり人体に直接つけるのがいちばん効果が発揮されます。それというのも、人間の皮膚というのは、体力が衰えるにつれてプラスイオンが多くなってくるからです。

そのトルマリンに、ノニを絶妙の割合で組み合わせたのが、このほど開発に成功した「塗るだけで痛みが消えるジェル」です。

ノニは、たちまちのうちに痛みを緩和する働きのある植物として有名ですが、「モリンダ・シトリフォリア」という、ちゃんとした学名もあり、どのような有効成分が含まれているかも、最近の研究で明らかになってきています。ノニには、わかっているだけでも百四十以上もの有効成分があります。

少し専門的になりますが、次に主な有効成分別にどのような症状に効くかを記しておきましょう。

**プロゼロニン**……免疫力を強化させ、不正常化した細胞を正常化させることから、鎮痛、消炎、細胞の正常化、免疫力の強化、過剰分泌粘膜の炎症の緩和、特性組織の進行性組織分裂の抑制、胃酸過多の緩和、解毒、頭痛、胃炎、月経痛、リウマチ、甲状腺炎、肝臓病、感染症、ぜんそく、子宮筋腫、十二指腸潰瘍、悪性腫瘍、気管支炎、免疫不全、胃潰瘍、ＨＩＶなど

**ダムナカンタール**……ガン細胞を二日で正常細胞に移行させる働きがある

**スコポレチン**………血圧を抑制し、代謝活動を正常化する作用があることから、抗ヒスタミン、高血圧、心筋梗塞、低血圧、アトピー性皮膚炎、動脈硬化、関節炎、血行障害、結膜炎、コレステロール過多、滑液包炎、狭心症、火傷、しもやけなど

**セロトニン**…………血糖値を下げ、睡眠・体温・気分・排卵の周期の調整を助けることから、糖尿病、睡眠障害、偏頭痛の正常化、排卵の不周期、月経気力感、感情障害、うつ状態、ダイエットなどに効果がある

**アントラキノン類**……消化器系全体の活動を刺激（分泌液／酸素／胆汁の流動を促進）し、分泌液、酵素、胆汁の流動を促進。鎮痛作用があり、ガン治療の補助食品としても最適

テルペン……………臓器の働きを助け、細胞の働きを活発にする

アスコルビン酸……新陳代謝促進、ストレスをとり、疲労回復、美肌効果がある

モリンドン…………抗菌、殺菌、代謝活動の正常化、血圧調整、炎症抑制、抗ヒスタミン、高血圧、心筋梗塞、低血圧、アトピー性皮膚炎、動脈硬化、関節炎、血行障害、結膜炎、コレステロール過多、滑液包炎、狭心症、やけど、しもやけ、にきび、おできなど

## さらにゲルマニウムを加え、何倍もの効果が

ノニのなかに含まれている成分で、これまでに最もよく知られていたのは、プロゼロニンでした。プロゼロニンは、パイナップルやパパイヤなど

にも含まれているので、そのことにより「パイナップルやパパイヤは、体にいい」といわれてきました。

ノニにはそのプロゼロニンが、パイナップルやパパイヤとは比較にならないほど多く含まれているので、プロゼロニンひとつをとってみても、ノニはパイナップルやパパイヤとは比較にならないほど体にいいということになります。

そうしたことから、杏林中医薬情報研究所所長の袁世華（えんせいか）氏も、次のように絶賛しておられます。

「高血圧、糖尿病、ガンなどの生活習慣病から、肝炎、アトピー、リウマチ、果てはうつ病などの心の病気に至るまで、万病に効果があると、現在各方面で最も注目されている果物です」

ですから、ノニだけで「塗るだけで痛みが消えるジェル」をつくっても、相当な効果があるのですが、トルマリンをより細分化したところにノニをほんの少し加え、さらに半導体になる性質を持つゲルマニウムを入れ、そこに強力な磁力で何倍もの効果を発揮させることに成功したのです。

この「塗るだけで痛みが消えるジェル」は、研究段階で、私はもちろんのこと、いろんな人に試してもらったのですが、驚くほどの効き目です。このままでも、十分に製品になるのですが、特許申請するとともに、もっとよくなるはずだと、さらなるバージョンアップに取り組んでいる最中です。

このような製品の開発は、もっとよいもの、もっと効き目のあるものを、というようにやっていくと、もうきりがありません。それに、「早く販売してほしい」という声がたくさん寄せられていることもあり、近々、納得のいくものに完成させて、みなさんのお手もとに届くようにしたいと思っています。

## 塗ったとたんに痒みが消え、足の曲がっていた人が正座できた

「塗るだけで痛みが消えるジェル」は、経絡の流れをよくすることによって、痛みをとるというものなので、これを塗ると病気も治り、気分もよくなります。インドでは、アーユルヴェーダ医学（五千年の歴史を持つといわれているインド古典医学）で、オイルマッサージなどに使用していますが、それよりははるかに効果が期待できますし、気持ちもよいものです。

アトピー性皮膚炎などには、とくに優れた効果を発揮し、たちまちのうちに痒みを消してしまいます。ノニだけでも、アトピー性皮膚炎には大きな効果を発揮しますが、トルマリンが加わることで、その効果が劇的なものとなったのです。なぜならば、痛みや痒みというものは、もともとプラ

スイオンから発生すると考えられ、それをトルマリンから出るマイナスイオンが消してしまうため、塗ったとたんに痒みが消えてしまうのです。そのことは、アトピー性皮膚炎の患者さんですでに実証済みです。

傷にもよく効き、湿疹のあとなどもすべて消えてしまいます。ノニのなかに含まれているスコポレチンには、代謝活動を正常化する作用があり、アトピー性皮膚炎や血行障害、火傷、しもやけに優れた効果を発揮することはすでにご紹介しましたが、ゲルマニウムにも同じような効用があり、ノニとゲルマニウムが合わさることにより大きな効果を発揮するようになったのです。

「塗るだけで痛みが消えるジェル」は、顔に塗ってもすぐれた効果を発揮します。小じわなど、塗ったとたんに消えてなくなるほどであり、天然のものばかりでつくられているので、副作用はまったくありません。それでも、人によって肌荒れを起こすケースがないとは限りませんので、そういう場合は、使用するのをやめなさいと注意することにしています。

私は、このジェルの開発は、画期的というより、本当に革命そのものだと思っています。足が曲がっていて正座できないという人が、このジェルを擦り込んだだけで、即座に足が軟らかくなり座れるようになりました。

私はこれまで、多くの患者さんと接しながら、彼らの痛みをなんとかして緩和させてあげたい、楽にさせてあげたい、治してあげたいということばかりを考えてきた人間です。そのために、まず開発したのが「菩薩元（ぼさつげん）」と「ゴッドハンド」でした。これについては、前著『21世紀は無病の時代になる』（たま出版）でも詳細に紹介しました。しかし、それは私の生涯における研究や勉強の一つの成果にすぎません。痛みをとり病気を治す方法は、実にまだまだたくさんあるのです。

## すでにノニと天然人参でつくった錠剤も開発している

### 特別なノニと天然人参を使った錠剤を開発

飲んで痛みをとるものとして、私はすでにノニと天然人参でできた製品をつくっています。これは、特別なノニとヒマラヤの天然人参をもとにつくったもので、これを舌の下に置いておくだけで、歯の痛みなど、ものの三、四十分で消えてしまいます。鼻水や喉の痛みなども、四十分ほどでほぼ完全に止まってしまいます。

なぜ、それほどまでに効くかというと、ホルモンの司令塔と言われている脳下垂体に直接働くためです。脳下垂体は、松果体を刺激してエンドロフィンやエンケファリンなどを大量に分泌させるのですが、それらにはモルヒネに似た効果があり、痛みが治まるのです。

胸腺（胸骨の直後、心臓の前上方に位置する扁平な免疫器官）にも直接働き、ペプチド性のホルモンであるサイモシンやサイモポイエチンなどの分泌を促します。サイモシンやサイモポイエチンは、T細胞の分化を助け、そのT細胞が胸腺から全身に送られることにより、マクロファージの機能を刺激します。

マクロファージは、「貪食細胞」とも「大食細胞」とも呼ばれていて、体内に入ってきた異物や細菌などを貪るように食べてくれる細胞です。このマクロファージが機能することによって、免疫機能が活発に働いている状態となるのです。

ノニは、「ノニジュース」というかたちで販売されているのが一般的ですが、私はノニのエキスを集めて錠剤にしています。以前、私は、市販されているノニジュースと実物のノニとを詳細に比較分析し、データをもとに研究を重ねたことがあります。

それによると、ノニジュースを三週間飲み続けると、二五パーセント近くの人が、病気が治ったり症状がとれたと報告されていました。半年飲み続けると、五十パーセントの人がよくなり、さらに一年ではなんと七五パーセントの人がよくなったとのことです。サプリメントの世界において、これほどまでに大きな効力を発揮したものは、これまでになかったのではないでしょうか。

一方、私が開発した錠剤はどうかというと、効果があらわれる期間は、なんと一時間程度でした。飲んでから一時間ほどで、症状が改善されたのです。

次に、何パーセントくらい改善されたかですが、これも二五パーセントとか五十パーセントではありません。すべての人に症状の改善が見られ、その率は一〇〇パーセントだったのです。

この錠剤に、なぜそれほどの効果があるかというと、研究に研究を重ね、製造過程においてすぐれた工夫が施されているからです。

その一端をご紹介しますと、まずノニの青い実をスライス状に切って、時間をかけて温度を上げ、水分をとばします。そうすると、黒い結晶（エキス）と繊維が残りますので、製薬会社でこの結晶を再抽出し、そこに竹の塩を加えます。ちなみに、この竹の塩は、竹の筒の中で九回焼いたものです。私は、

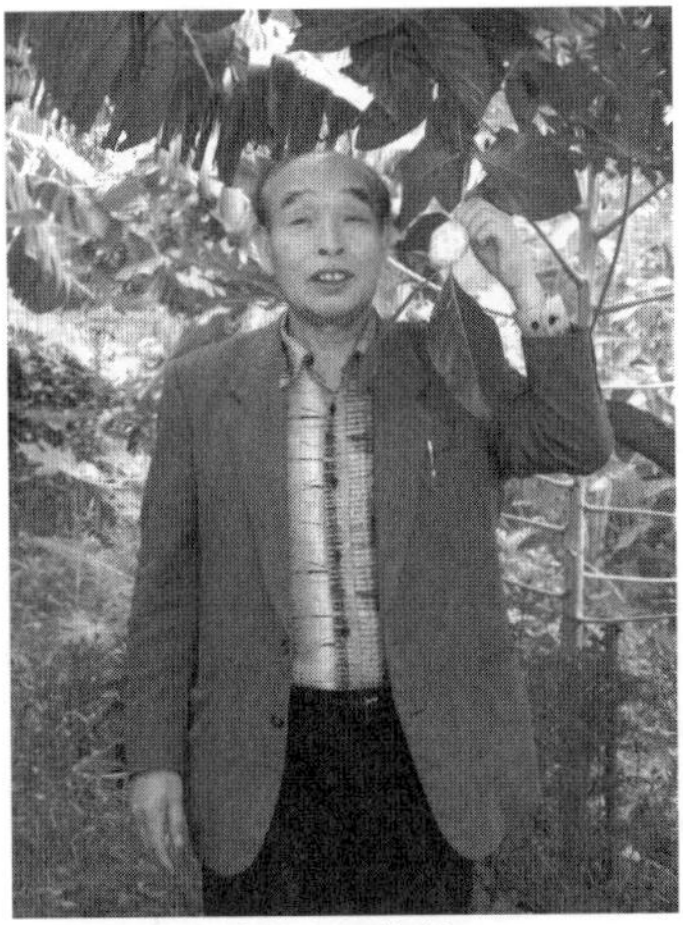

ノニの実を手にする著者

これを「締める」と表現しています。

竹の筒の中に入れて焼いたものを、いったんバラし、また竹の筒の中に入れて焼き直します。それを、九回も繰り返します。しかも、九回目は千三百五十度以上もの超高温で、焼き切ります。

そこへ、世界で最高の成分が含まれているといわれる、ヒマラヤの天然ものの人参を少し入れます。さらにサンザシ（山査子。中国原産のバラ科の落葉低木。秋に結ぶ黄色の果実は薬用とされている）も少し加えます。

そのようにしてつくられた食品ですから、驚くほど効果を発揮し、たちまちのうちに痛みを取り除いてしまうのです。この抜群にすぐれた効用を、私は「時間と空間を超えた食品」という言葉で表現しています。

一般に市販されているノニジュースでさえ、一年飲めば七五パーセントの人に効果がみられるのですが、この錠剤は、ものの一時間ほどで一〇〇パーセント近い人たちがよくなっているので、「時間と空間を超えた」と、私は表現したわけです。

## ノニの錠剤を飲んで、痛みが消えるジェルを塗れば…

アメリカのタヒチアンノニ社（旧モリンダ社）という会社では、膨大なデータを取ってノニの研究を続けています。そのタヒチアンノニ社で、八百七十四人のガン患者さんにノニを飲んでもらったところ、五百八十五人に症状の改善が見られたそうです。つまり、ノニは六七パーセントのガン患者さんに有効だったということです。

その他、高血圧、糖尿病にもよく効くとのデータもあがっています。また、痛みに関しては、モルヒネの七五パーセントに相当する威力を発揮するという調査データもあります。

最近になって、アメリカだけではなく、フランスやロシアからもデータ

**■ノニを飲んで**
**症状が軽くなった人（8,000人以上のうち）**

| 症　状 | ノニを飲んだ人 | 効果のあった% |
|---|---|---|
| ガ　ン | 847 | 67% |
| 心臓病 | 1058 | 80% |
| 心臓発作 | 983 | 58% |
| 糖尿病 | 2434 | 83% |
| 活力不足 | 7931 | 91% |
| 性力不振 | 1545 | 88% |
| 筋力増強 | 709 | 71% |
| 肥　満 | 2638 | 72% |
| 高血圧 | 721 | 87% |
| 喫　煙 | 447 | 58% |
| 神経痛 | 673 | 80% |
| 痛　み | 3785 | 87% |
| うつ病 | 781 | 77% |
| アレルギー | 851 | 85% |
| 消化器障害 | 1059 | 89% |
| 呼吸器障害 | 2727 | 78% |
| 不眠症 | 1148 | 72% |
| 思考力ダウン | 301 | 89% |
| 元気が回復した | 3716 | 79% |
| 頭が冴えた | 2538 | 73% |
| 肝臓障害 | 2127 | 66% |
| ストレス | 3273 | 71% |

「Lipuid Island Noni (Morinda Citriforia)」より

が届きました。それらを総合すると、驚くことに、痛みは完璧にとれています。しかも、副作用はいっさい見られません。

私がこれを販売したところ、噂は瞬く間に広がり、一万人もの人たちからアクセスをいただきました。効果は本当にものすごく、痛みがとれるばかりかガンもどんどんよくなっています。

このようなすぐれた効用を発揮するノニは、昔から漢方薬などで使われていたのですが、これを煎じただけでは臭くて、そのうえとても苦く、そう簡単に飲めるものではありません。それが、昨今の健康食品ブームにより、パパイヤやブルーベリーなどを加えることによって飲みやすくなり、ノニブームが始まったというわけです。

私は、これまでこの錠剤こそ、二十一世紀最高のサプリメントだと自画自賛してきたのですが、そこにこの「塗るだけで痛みが消えるジェル」を加えることで、その信念はますます強固なものになりました。ノニと人参でつくった錠剤を飲み、「塗るだけで痛みが消えるジェル」を擦り込めば、もはや怖いものはないということです。そこで、これまでの治療法は「羅(ラー)天清(テンセイ)療法」とし、そこにジェルを加えた新治療法を「羅天清セラピー」と

## ■ノニの波動分析表

設定測定値：100

| 項目 | 数値 | 項目 | 数値 |
|---|---|---|---|
| 免疫機能 | 73 | 糖尿病 | 67 |
| 自律神経 | 66 | 生理痛 | 66 |
| ストレス | 74 | 子宮筋腫 | 65 |
| 疲労回復 | 73 | 頭痛 | 69 |
| うつ病 | 68 | 高血圧 | 75 |
| アレルギー | 75 | 低血圧 | 74 |
| アトピー性皮膚炎 | 74 | 血液浄化 | 79 |
| 中性脂肪 | 67 | 膀胱炎 | 68 |
| 動脈硬化 | 68 | リウマチ | 79 |
| 心臓 | 70 | 神経痛 | 74 |
| 肝臓 | 75 | 活性酸素除去 | 79 |
| 脾臓 | 68 | ガン | 70 |
| 胃炎 | 71 | 膠原病 | 74 |
| 胃潰瘍 | 70 | 喘息 | 74 |
| 更年期 | 69 | 花粉症 | 74 |
| 精力不振 | 66 | ダイエット | 70 |
| 卵巣 | 69 | 前立腺 | 70 |
| 体質改善 | 77 | 肝脂肪 | 70 |
| 膵臓 | 70 | 脳梗塞 | 70 |
| 心筋梗塞 | 73 | 脳卒中 | 70 |

「総合エネルギー79」より

名づけることにしました。

羅天清セラピーに勝る治療法はなく、続けて服用し、使用することにより、ガンなどの重い病気でさえ相当によくなり、根治でさえ夢ではないと思っています。

ガンの根治は非常に難しいものですが、痛みを緩和することこそ、根治への第一歩であり、痛みがとれれば、あとは自分の免疫力を強くすることで自然治癒が可能になるからです。

## 肋骨を二本折ったが、痛みは消えた

お恥ずかしい話ですが、私は先日能登半島に講演に出向き、風呂場で滑って転んで肋骨を二本折ってしまいました。転んだときに、ゴッン、ゴッンと肋骨が折れる音が、はっきり聞こえました。その後に、相当な痛みが襲ってきましたが、十何時間後には講演をしなければならず、治療師の私が骨を折って講演をキャンセルしますなどとは、間違っても言えません。

どうしたものかと、冷や汗を流し痛みに耐えながら、ともかく自分が開発したノニの錠剤をひたすら飲み続けました。すると、どうでしょう。当初、息を吸うのさえ死に物狂いだったのが、すぐに症状が改善され、翌日の講演会をちゃんとこなすことができたのです。

しかし、痛みが完全に消えてしまったわけではありません。息を吸うのさえやっとという事故直後の情況からすれば、かなりよくなったとはいえるものの、かなりの痛みは残っていました。

講演会は、三日連続でしたので、初日の講演が終わると、またしても錠剤をひたすら飲み続け、翌日の講演に備えました。二日目の講演が終わった時点で、痛みはかなり軽くなっていました。もうそれほどでもないといった状態にまで、改善されていたのです。しかし、ここで手を抜いてはいけないと、またしても錠剤を飲み続け、最終日の講演に備えました。

こうして、三日目の最後の講演を終えたとき、気がつくと痛みはピタッと止まっていました。肋骨は二本とも折れたままでしたが、痛みは完全に止まっていたのです。

重要なことなので繰り返しますが、私はこれまで、どうやったら痛みが消えるのか、早く治るのかということばかりを考えて生きてきた人間です。そのために日夜勉強し、研究に研究を重ね、ついに「塗るだけで痛みが消えるジェル」の開発に成功しました。

このジェルを経絡のツボに擦り込むと、たちまちのうちに痛みがひきます。もちろん、痛みの部位によって塗るべきツボは異なります。

そこで、「この痛みには、ここところ」というように、誰が見てもすぐにわかる図をつくりました。次の図をよくご覧いただき、従来の私の治療法（羅天清療法）にジェルを加えた新治療法（羅天清セラピー）を試していただきたいと思います。

## ●羅天清セラピーをより効果的に行うための方法

十二枚の図をご用意いたしました。この十二枚の図を拡大コピーをとるなどして、一から順に時計の文字盤のように並べると、わかりやすいでしょう。

「塗るだけで痛みが消えるジェル」は、痛むところに直接塗り込んでも、もちろん効果はありますが、痛む経絡の上接（上に接しているところ）と下接（下に接しているところ）に使えばより効果的です。左右につきましては、原則として、痛む側と同じ側にジェルを塗ります。

■経絡のつながり

| 陰 | | 陽 |
|---|---|---|
| 手太陰肺経 | → | 手陽明大腸経 |
| 足太陰脾経 | ← | 足陽明胃経 |
| 手少陰心経 | → | 手太陽小腸経 |
| 足少陰腎経 | ← | 足太陽膀胱経 |
| 手厥陰心包経 | → | 手少陽三焦経 |
| 足厥陰肝経 | ← | 足少陽胆経 |

上の表の手・足は経絡や経穴をみる（診断する）ときの目安として付したものです。実際の治療では、必ずしもこのとおりに打鍼・手技などを施すわけではないことをお断りしておきます。

上表のように経絡は肺経（けい）に始まって大腸経、胃経、脾経へとつながっていき、最後に肝経からまた肺経に戻ってきます。このように12経絡は陰陽が交互になりながら循環しているのです。これこそ、「気血は巡る」という言葉を示したものといえます。

矢印の方向の経絡の流れを「上接（じょうせつ）」、矢印とは反対の流れを「下接（かせつ）」といいます。経絡治療で症状を見立てる際はとくに、この上接・下接に注意しています（たとえば、陽明大腸経の上接は陽明胃経、下接は太陰肺経となるわけです）。

また、同じ系統同士の経絡（太陰同士、陽明同士など）でみることもあります。右手は右足、左手は左足のそれぞれ似ている部位（ひじとひざ、手首と足首など）を対応させてみることもあります。

図1．手の太陰肺経

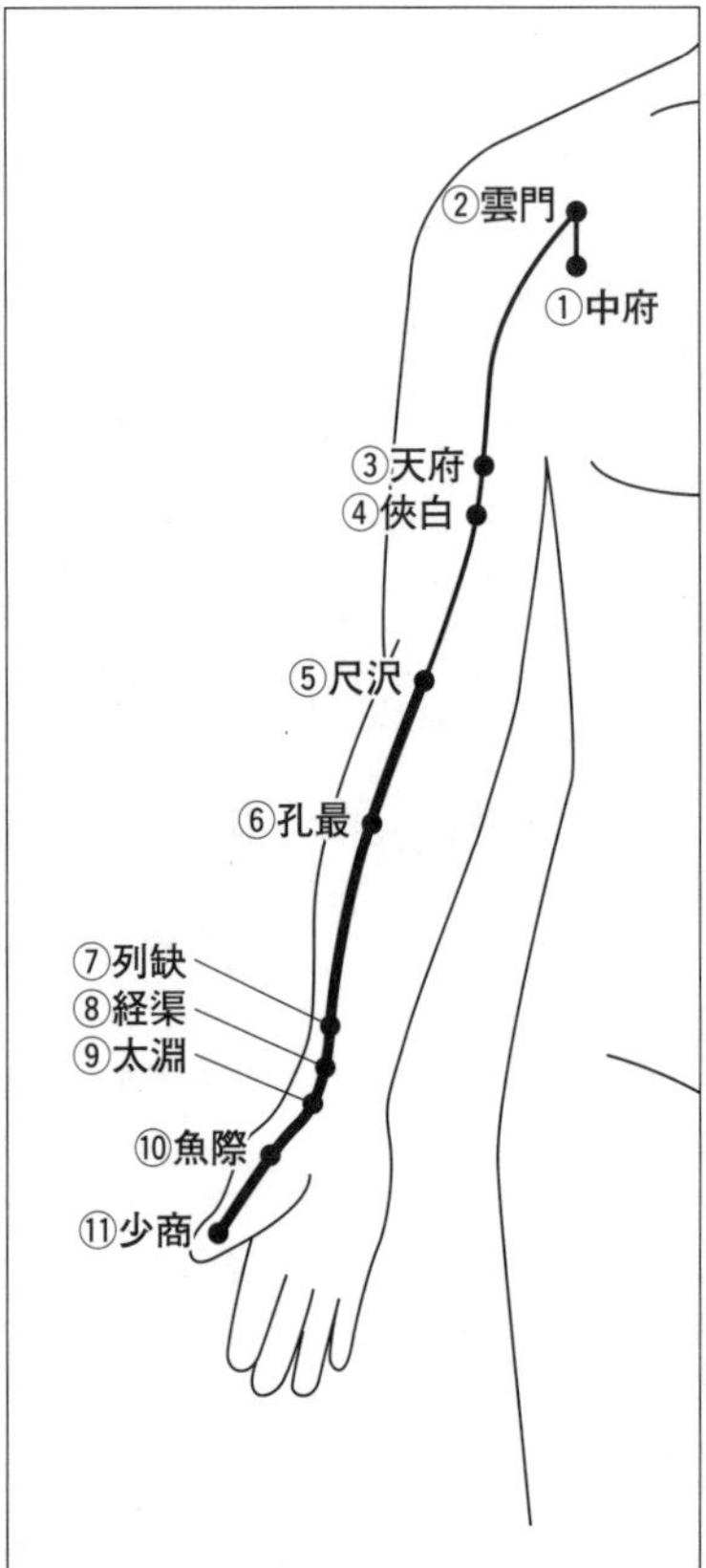


※⑤の尺沢は、膝関節内側痛、大腸疾患、肝疾患の特効穴

図2. 手の陽明大腸経

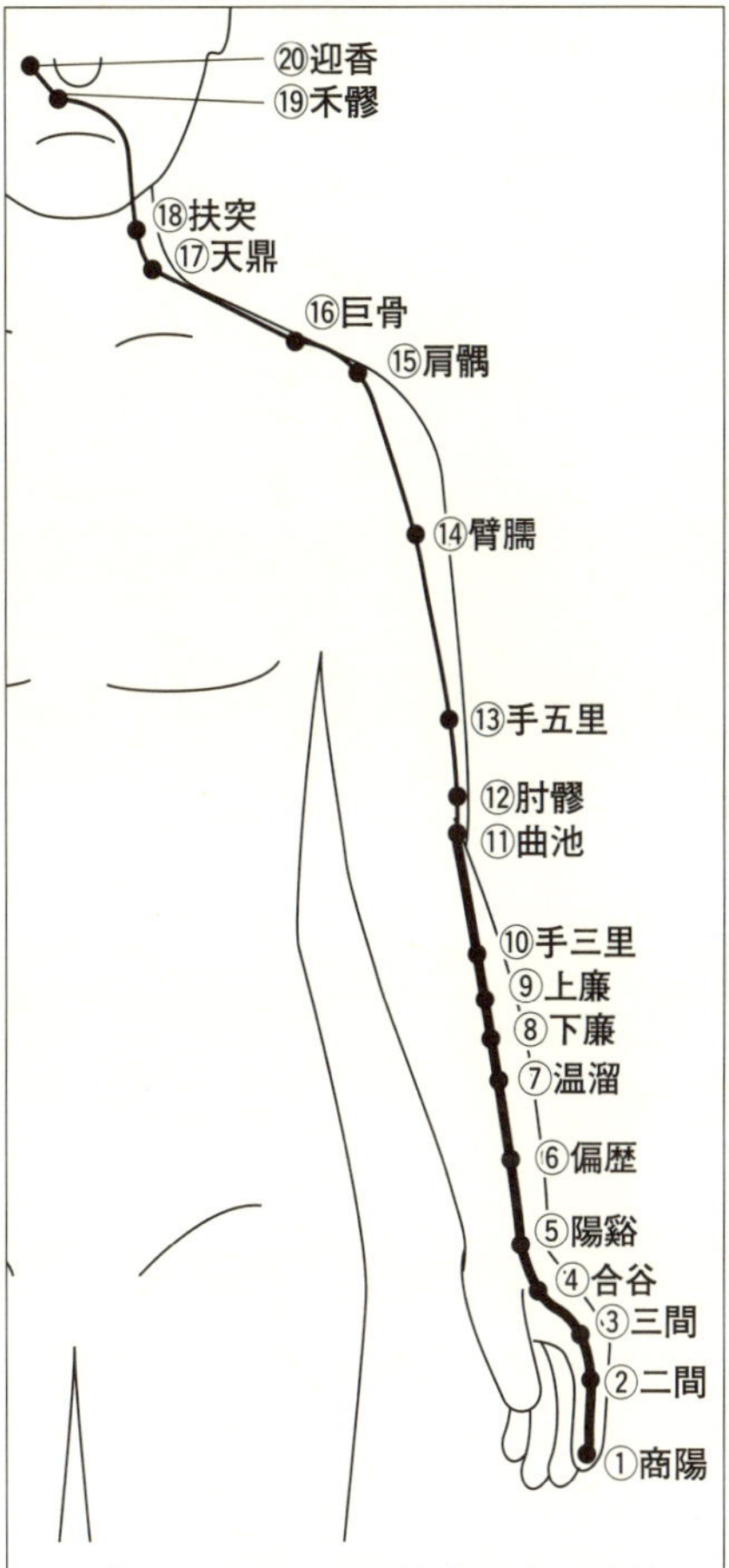


※⑤の陽谿は、足関節内側痛の特効穴、11の曲池は、肺疾患と胃疾患の特効穴

図3. 足の陽明胃経

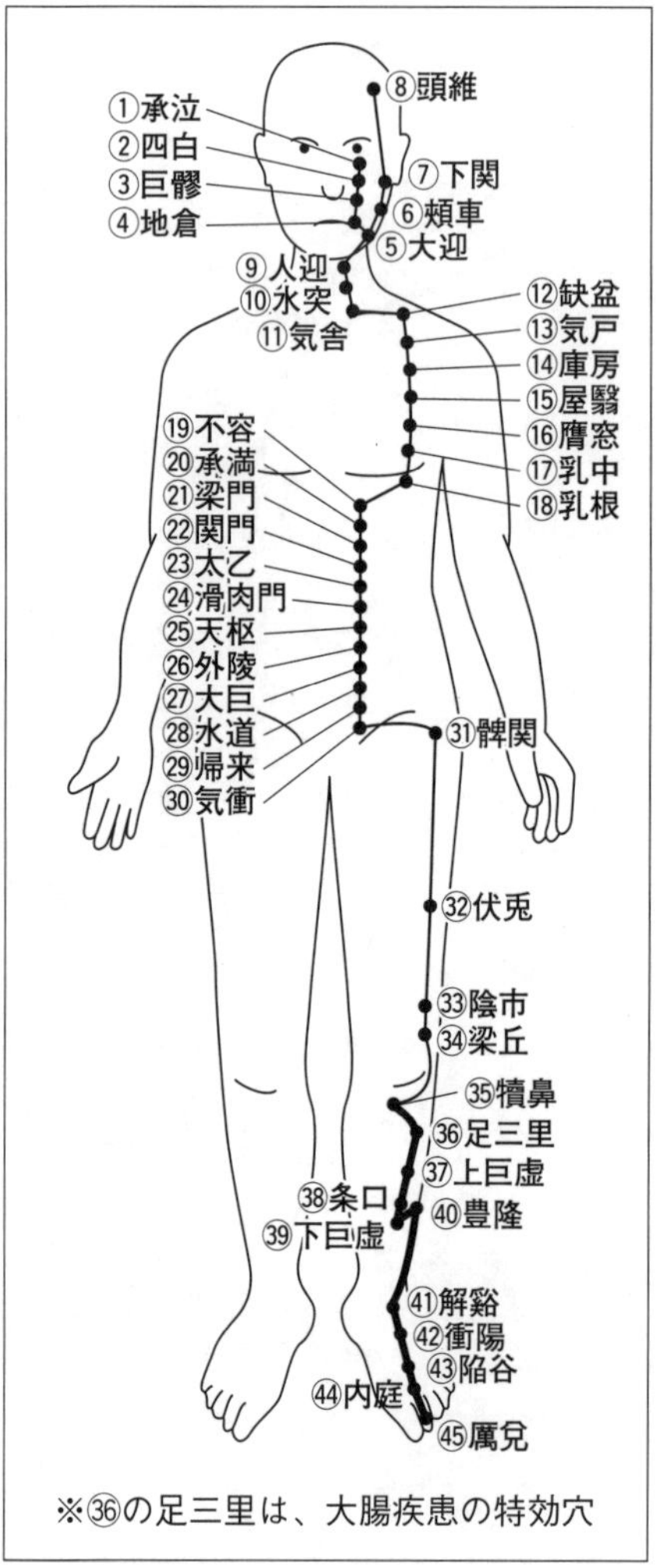


※㊱の足三里は、大腸疾患の特効穴

図4．足の太陰脾経

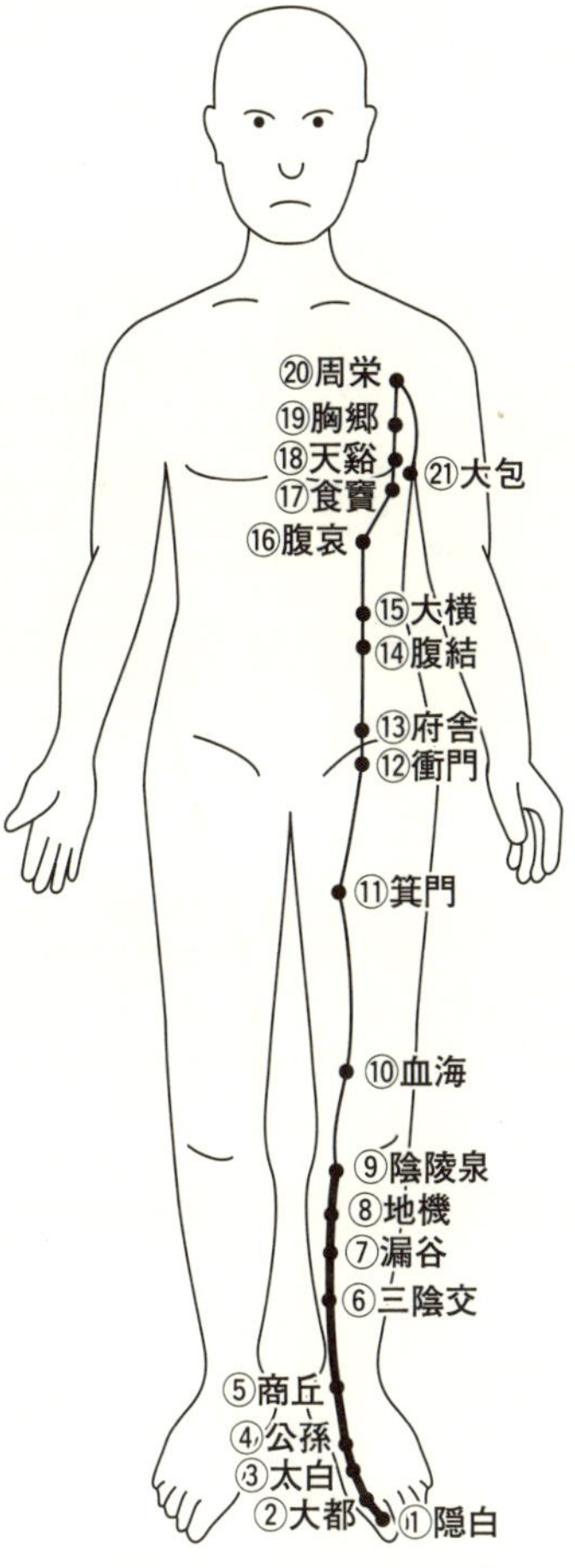


※⑨の陰陵泉は、胃疾患の特効穴
※⑤の商丘は、腕関節外側痛の特効穴

図5. 手の小陰心経

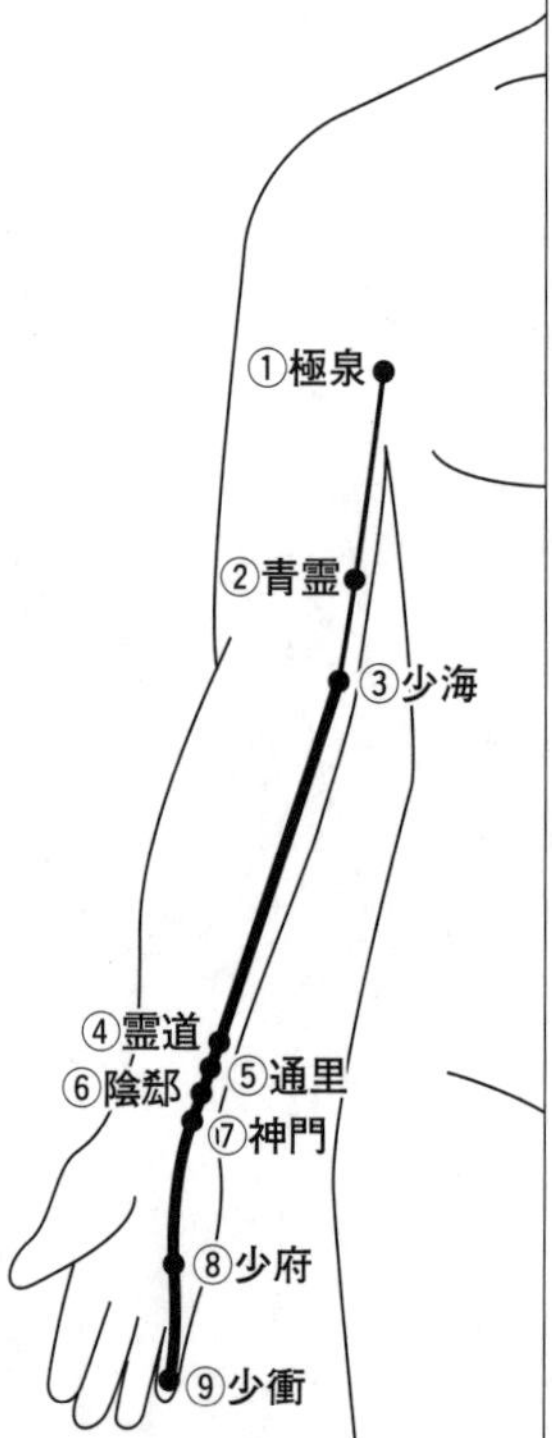


※③の少海は、膝関節外側痛の特効穴

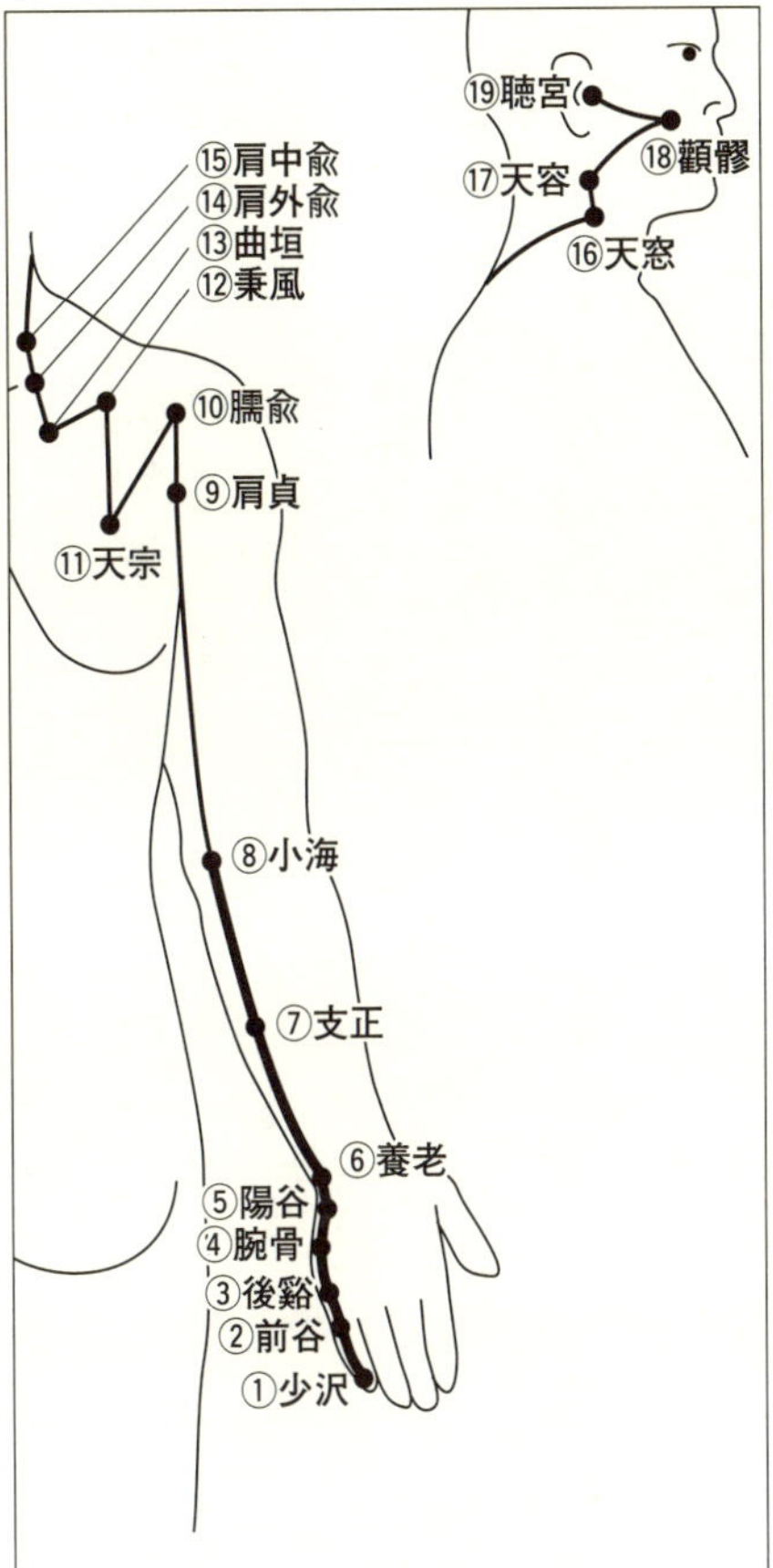


図6．手の太陽小腸経

※⑤の陽谷は、足関節外側痛の特効穴
※⑦の支正は、腰痛全般の特効穴
※⑩の臑兪は、股関節痛の特効穴

# 図7. 足の太陽膀胱経

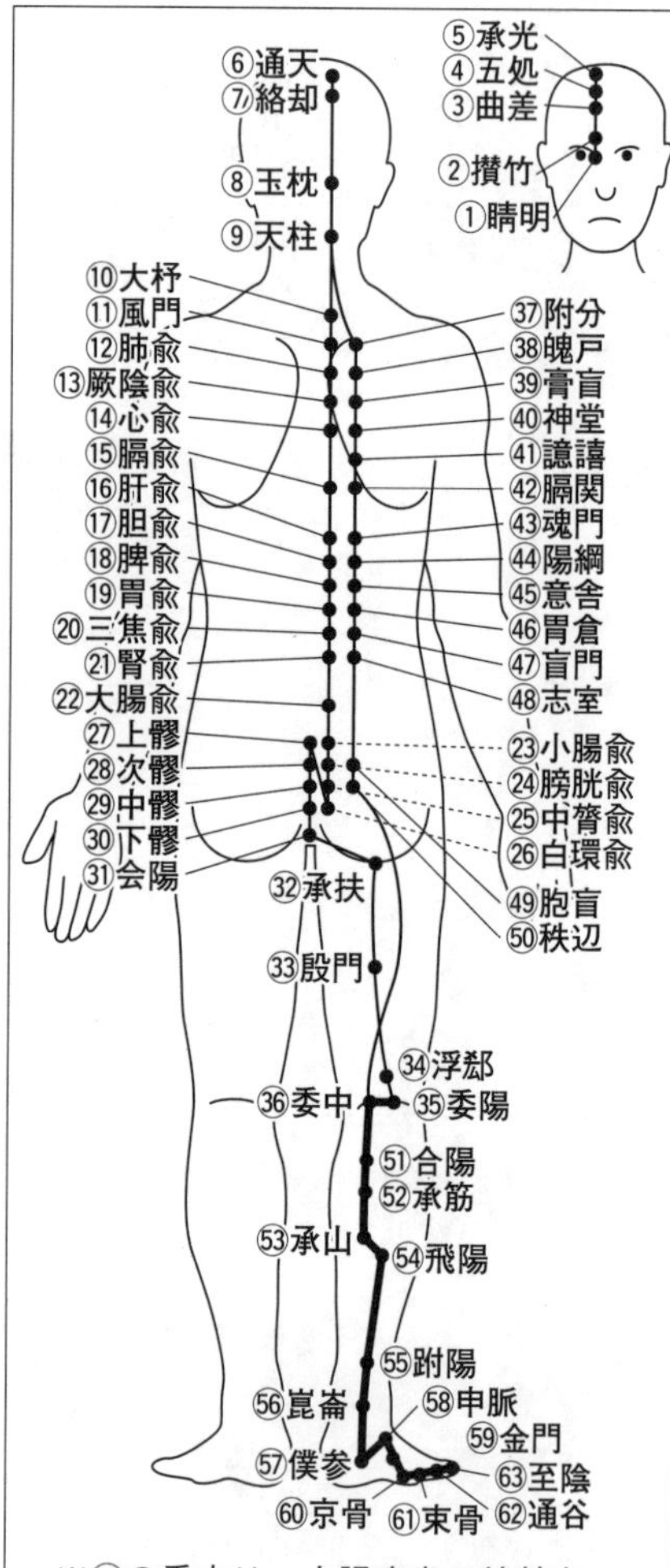


※㊱の委中は、大腸疾患の特効穴

図8．足の少陰腎経

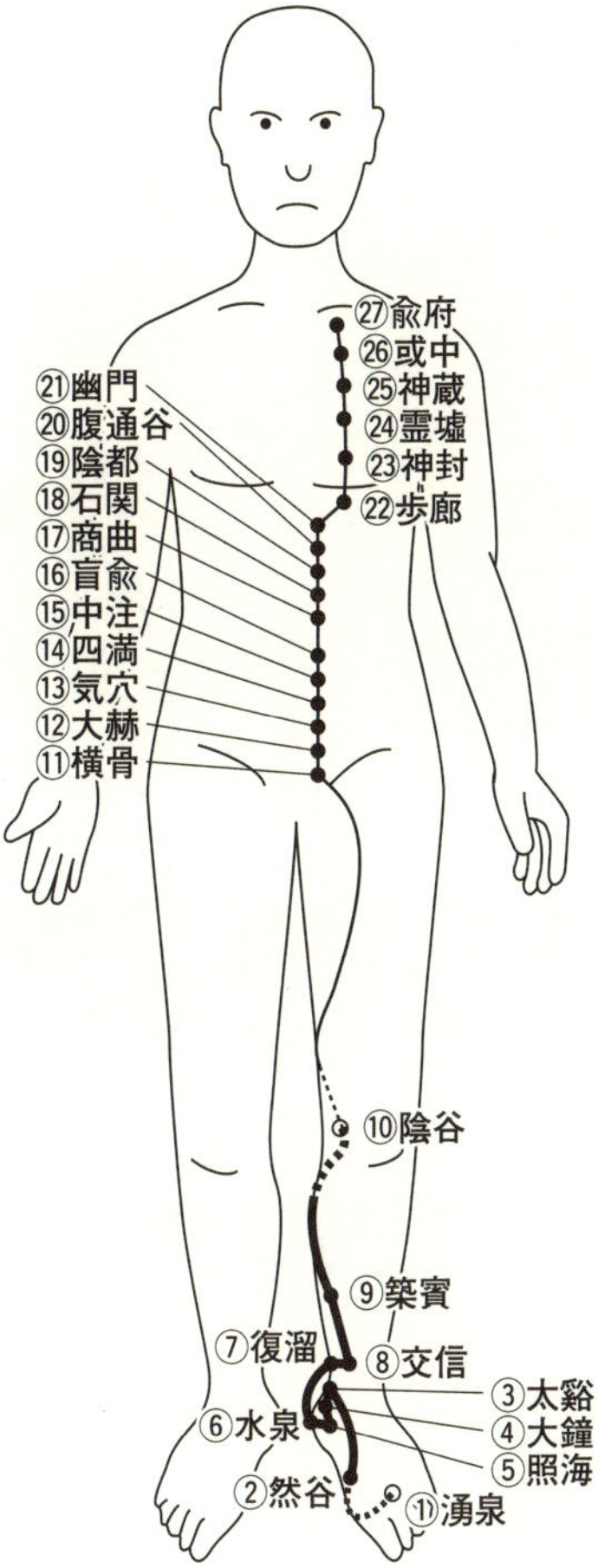


※⑩の陰谷は、肘関節外側痛の特効穴

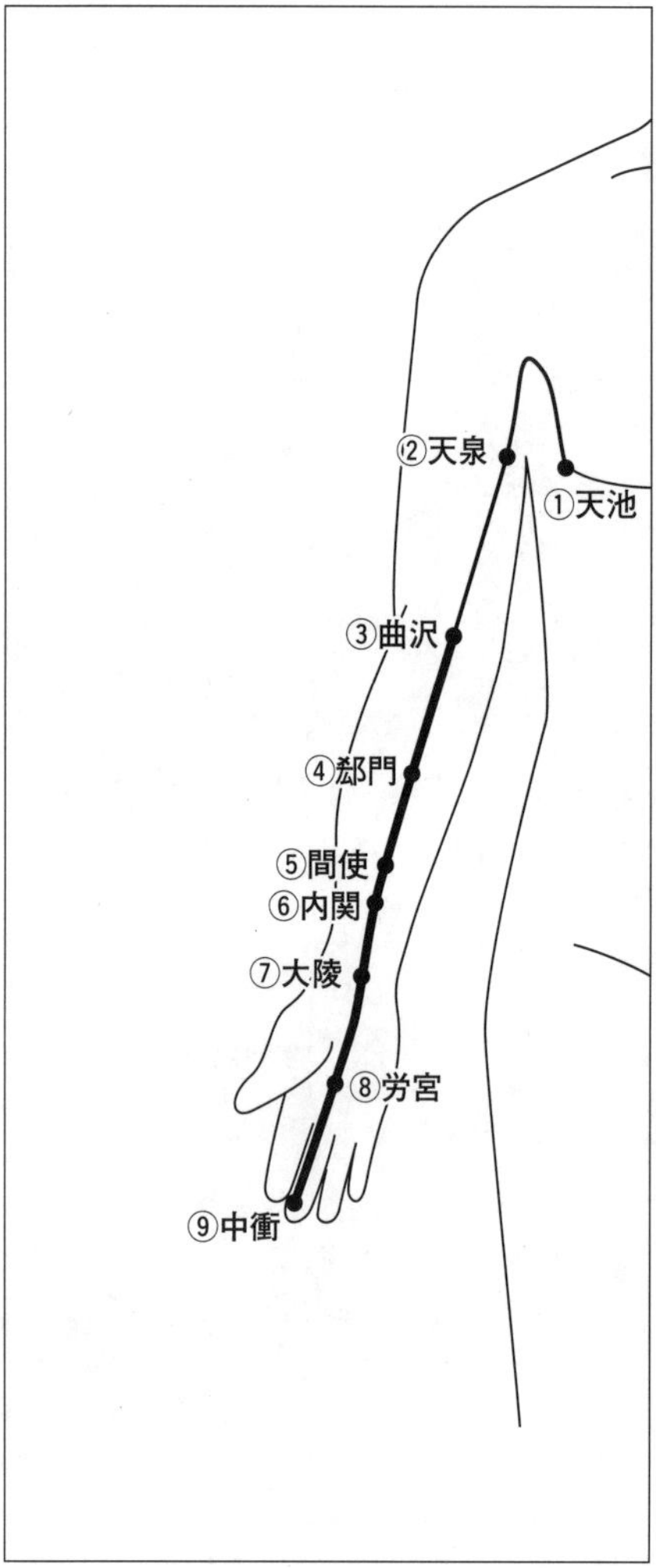

②天泉
①天池
③曲沢
④郄門
⑤間使
⑥内関
⑦大陵
⑧労宮
⑨中衝

図9．手の厥陰心包経

図10．手の少陽三焦経

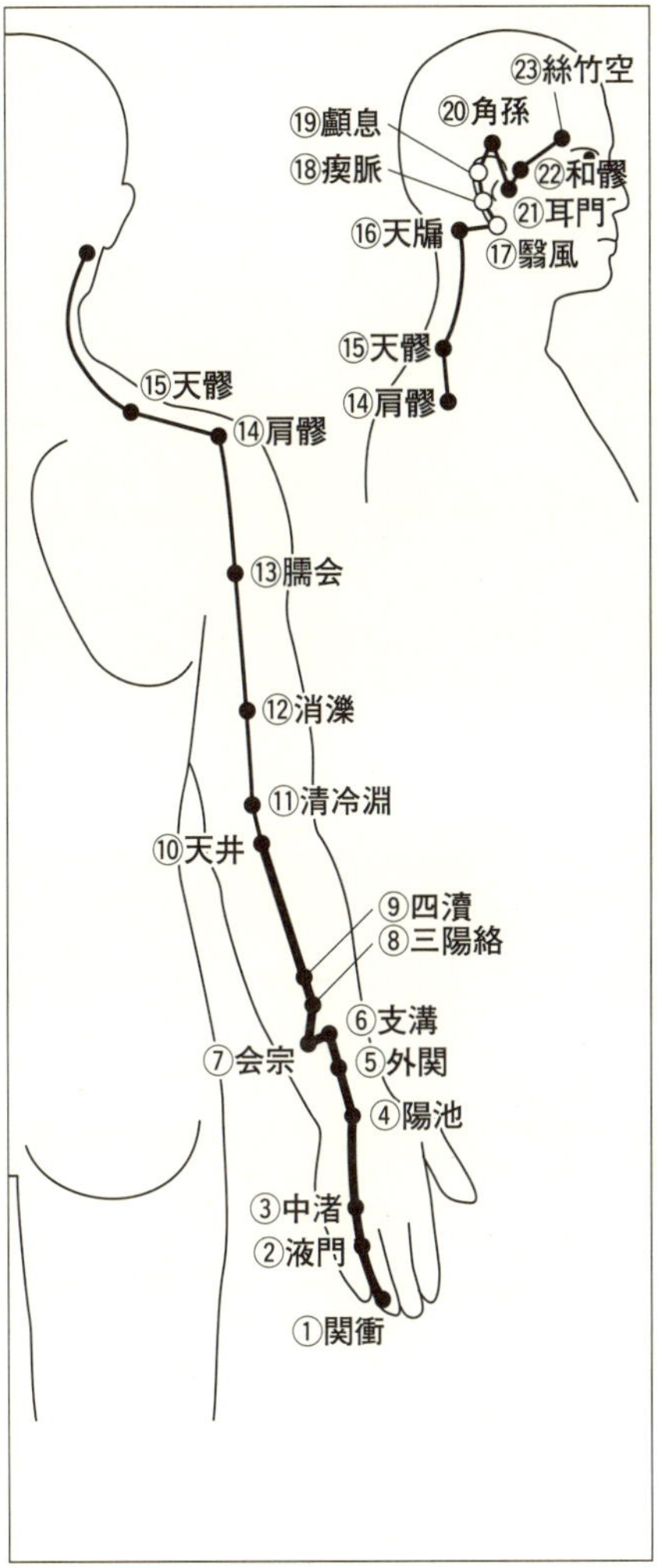
㉓絲竹空
⑳角孫
⑲顱息
⑱瘈脈
㉒和髎
㉑耳門
⑯天牖
⑰翳風
⑮天髎
⑭肩髎
⑮天髎
⑭肩髎
⑬臑会
⑫消濼
⑪清冷淵
⑩天井
⑨四瀆
⑧三陽絡
⑥支溝
⑦会宗
⑤外関
④陽池
③中渚
②液門
①関衝

図11．足の少陽胆経

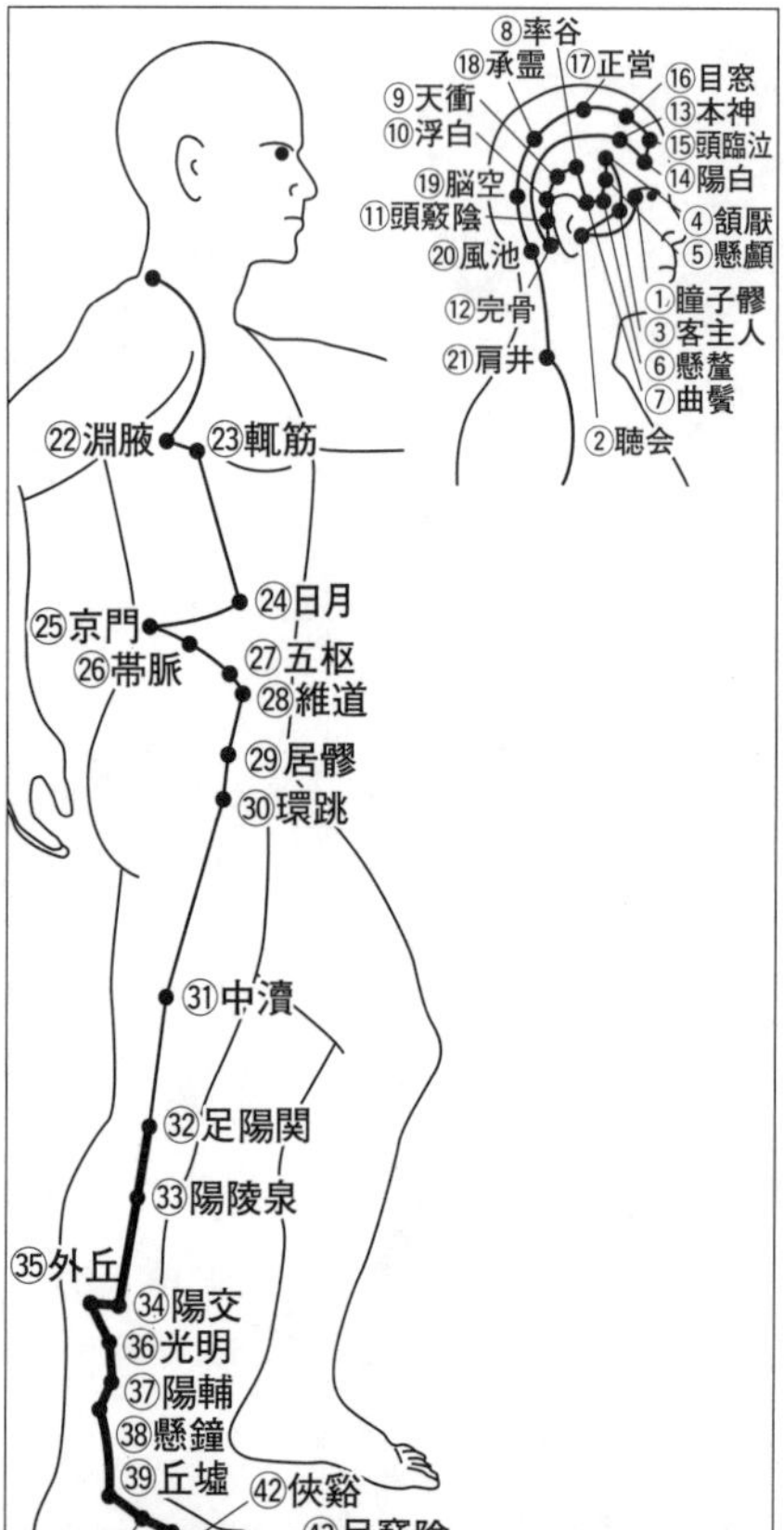


※㉚の環跳は、肩関節痛の特効穴
※㉜の足陽関は、肘関節内側痛の特効穴
※㉝の陽陵泉は、肝疾患と肩関節痛の特効穴
※㊴の丘墟は、腕関節内側痛の特効穴

図12・足の厥陰肝経

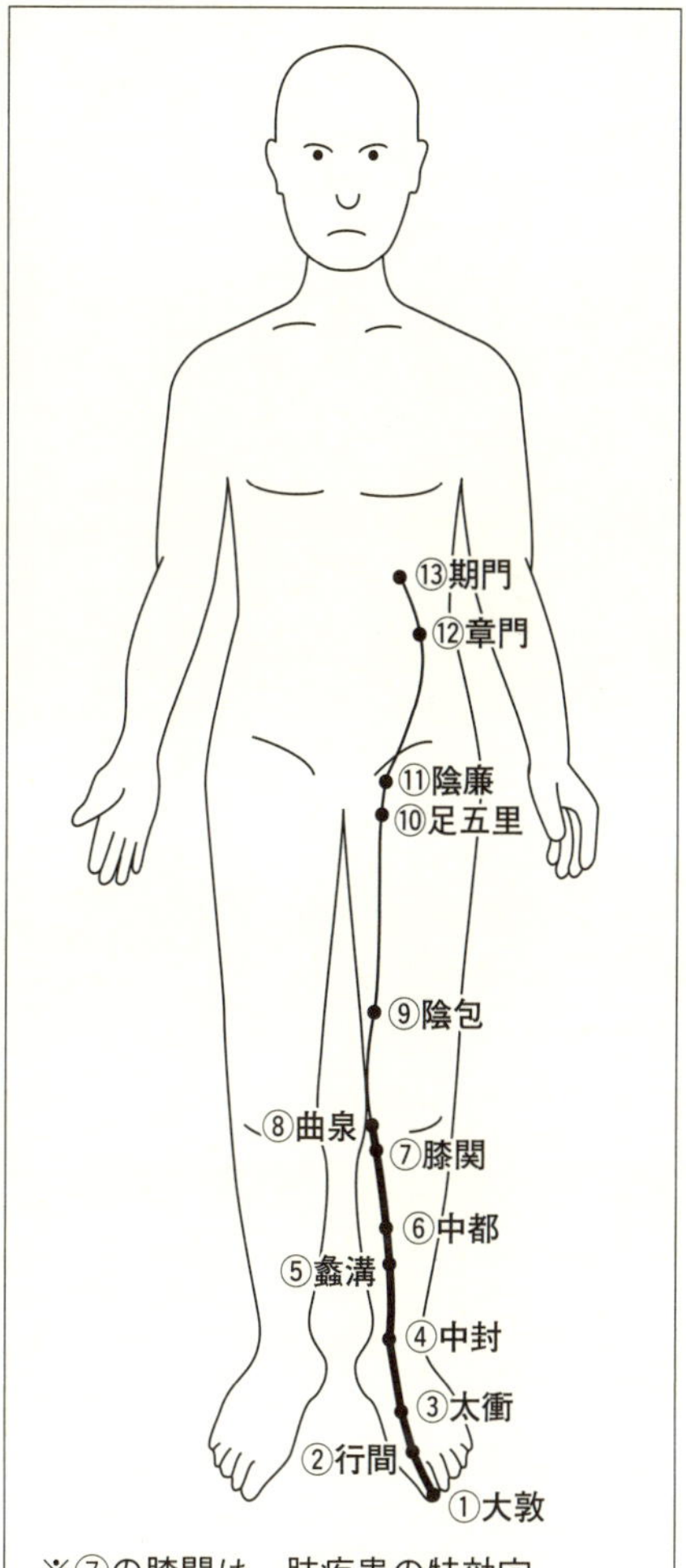
⑬期門
⑫章門
⑪陰廉
⑩足五里
⑨陰包
⑧曲泉
⑦膝関
⑥中都
⑤蠡溝
④中封
③太衝
②行間
①大敦
※⑦の膝関は、肺疾患の特効穴

## 一、手の太陰肺経

手の親指から肩にかけての太陰肺経の太線の部分に痛みがあれば、図12.の「足の厥陰肝経」の太線の部分（図では向かって右の脚になっていますが、実際には向かって左＝痛む側と同じ側に塗らなければなりません）と、図2.の「手の陽明大腸経」の太線の部分に擦り込みます。

## 二、手の陽明大腸経

手の人差し指から肩にかけての「手の陽明大腸経」のライン上に痛みがあれば、図1.の「手の太陰肺経」の太線部分と、図3.の「足の陽明胃経」の太線部分に擦り込みます。

## 三、足の陽明胃経

足の人差し指から膝にかけての「足の陽明胃経」のライン上に痛みがあ

れば、図2．の「手の陽明大腸経足」の太線部分と、図4．の「足の太陰脾経」の太線部分に擦り込みます。

**四、足の太陰脾経**

足の親指から膝にかけての「足の太陰脾経」のライン上に痛みがあれば、図3．の「足の陽明胃経」の太線部分と、図5．の「手の少陰心経」の太線部分に擦り込みます。

**五、手の少陰心経**

手の小指から肘にかけての「手の少陰心経」のライン上に痛みがあれば、図4．の「足の太陰脾経」の太線部分と、図6．の「手の太陽小腸経」の太線部分に擦り込みます。

## 六、手の太陽小腸経

手の甲の小指から肘の裏にかけての「手の太陽小腸経」のライン上に痛みがあれば、図5．の「手の少陰心経」の太線部分と、図7．の「足の太陽膀胱経」の太線部分に擦り込みます。

## 七、足の太陽膀胱経

足の小指から踵(かかと)を通ってふくらはぎから膝の後ろから至る「足の太陽膀胱経」のライン上に痛みがあれば、図6．の「手の太陽小腸経」の太線部分と、図8．の「足の少陰腎経」の太線部分に擦り込みます。

## 八、足の少陰腎経

足の親指から膝にかけての「足の少陰腎経」のライン上に痛みがあれば、図7．の「足の太陽膀胱経」の太線部分と、図9．の「手の厥陰心包経」

の太線部分に擦り込みます。

**九、手の厥陰心包経**

手の中指から肘にかけての「手の厥陰心包経」のライン上に痛みがあれば、図8．の「足の少陰腎経」の太線部分と、図10．の「手の少陽三焦経」の太線部分に擦り込みます。

**十、手の少陽三焦経**

手の甲の中指から腕の裏を通って肘に至る「手の少陽三焦経」のライン上に痛みがあれば、図9．の「手の厥陰心包経」の太線部分と、図11．の「足の少陽胆経」の太線部分に擦り込みます。

## 十一、足の少陽胆経

足の小指から膝にかけての「足の少陽胆経」のライン上に痛みがあれば、図10.の「手の少陽三焦経」の太線部分と、図12.の「足の厥陰肝経」の太線部分に擦り込みます。

## 十二、足の厥陰肝経

足の親指から膝にかけての「足の厥陰肝経」のライン上に痛みがあれば、図11.の「足の少陽胆経」の太線部分と、図1.の「手の太陰肺経」の太線部分に擦り込みます。

# 第三章　免疫力を高めるメシマコブ

## メシマコブは、かつては長崎県の女島(めしま)でずいぶん採れた

私は、病気というのは総合力で治していくものだと思っています。なかでも、ガンについては、自己免疫力を高めていくしか治す道はないと考えています。逆に言えば、免疫力を高めていくことで、ガンを治すことができるということです。

その免疫力を高めるものとして研究開発したのが、「羅天清セラピー」で使っている癒しの水である「菩薩元」であり、特別なノニと人参でつくった錠剤でした。そこに、二〇〇四年の五月あたりからは「塗るだけで痛みの消えるジェル」が加わるわけですが、それ以外にも私は免疫力を高めるものとして、「メシマコブ」に注目してきました。

メシマコブもノニジュースと同じくらい、いろんなところで販売されて

いるので、ご存知の方も多いと思います。ほかのところのものを悪く言いたくはありませんが、天然のメシマコブを手に入れるのは、宝くじを当てるより難しいと言われています。私のところでつくっているメシマコブは、一〇〇パーセント天然のメシマコブですが、ほかのところのものは、必ずしもそうではないというのが、現状のようです。

私がどのようにして天然のメシマコブを手に入れたかというと、ある偶然から天然のメシマコブの存在を知った私は、現地に住む人を通じて現地のキノコを集めてきてもらったのです。そのなかで、これはと思ったものを二種類選び、「今度は、これと同じものだけを集めてきてほしい」と頼んだのです。

そうして集めてきたキノコを、韓国の天然メシマコブと照合したところ、九九パーセント天然のメシマコブだということがわかりました。日本のなかではこれが最高で、おそらくこれ以上のものはないと思っています。

メシマコブは、かつては長崎県の女島（めしま）でずいぶん採れました。女島には天然の桑がたくさん生えていて、その桑を利用して養蚕を行い、絹の生産をしていたのです。桑が生い茂る頃になると、同時にキノコも増え続け、処理に困るほどでした。いまでこそ、メシマコブはとても貴重なキノコであるわけですが、当時はキノコなどやっかいものだったのです。

ところが、ある時ガンにかかった女島の人が、たまたまメシマコブを食べたところ、たちどころに症状が改善したことから、情況が一変します。メシマコブはガンに効果があるということで、メシマコブに値がつき、メシマコブに関する本格的な研究がはじまったのです。

そうこうするうちに、メシマコブはガンのみならず糖尿病や高血圧にもたいへんな効果を発揮するということがわかり、大騒ぎになりました。

しかし、そのようなことになったときには、すでにやっかいものでしかなかったメシマコブをはじめとするキノコ類を、ほとんどを処分してしまったあとのことでした。しかも、生糸生産のための養蚕も下火となり、桑の木も減っていて、女島にメシマコブが生えることはほとんどなくなってしまっていたのです。

## 韓国が国をあげ、メシマコブからガンの特効薬をつくることに成功

女島にメシマコブがほとんどなくなるいっぽうで、メシマコブをはじめとするキノコの研究は、さらに進みました。国立がんセンター研究所の医師たちが、キノコ類が腫瘍に対してどれくらい有効であるかを調べ始めたのです。その結果、一九六八年に十七種類のキノコに抗ガン効果のあることを公表し、メシマコブにいたっては、九六・七パーセントもの腫瘍阻止率のあることが確認されました。

この結果に驚いた医師たちは、「それならば、これを薬にしよう。ガンの特効薬にしよう」と考えたのですが、厚生労働省はついに認可しませんでした。理由は二つあります。一つは、子実体(しじったい)のキノコは三、四十年かからないと生産できないため、量産には適さないということ。二つ目は、当時、ある製薬会社からガンの薬が出されたものの、免疫力を高める効能はいまーつだと言われるなかで、とても他の薬、ましてキノコをもとにした特効薬など出せるわけがないというのが、厚生労働省の思惑だったのではないかと私は思っています。

その医師たちは、日本で許可が下りないのならということで、韓国にデータを持ち込んだところ、一九八四年に韓国の製薬メーカーである韓国新薬が、これはたしかにたいへんな効果があるということで、メシマコブからガンの特効薬をつくる研究を開始しました。

その後、一九九一年には、ソウル大学をはじめ、忠南大学、韓国生命工学研究所、慶熙大学などでも同様の研究が開始され、翌一九九二年には「G7国家プロジェクト」と名づけられた国家プロジェクトが組まれました。韓国は、国をあげてメシマコブからガンの特効薬をつくる研究に取り組んだのです。

研究者たちは、菌糸体からメシマコブをつくる過程のなかで、二株と五株がとくにガンの阻止率が高いということまでをも発見し、さらにそれをバイオの力で量産することまで成功しました。

こうして、一九九三年十月、ついにメシマコブの培養菌糸体の熱水抽出物から、「メシマカプセル（メシマ）」を製剤化することに成功し、韓国厚生省から医薬品認可を受け、製造と販売を開始したのです。

それを知った日本の医師たちは、自らのガン治療に使おうと、こぞってメシマカプセルを求めたため、韓国新薬は巨万の富を得たともいわれています。そのこともあってか、韓国新薬と韓国生命工学研究所のユウ・イクドン博士は、韓国のノーベル賞といわれる『茶山賞』を、一九九八年に受賞しました（韓国新薬は団体賞、ユウ・イクドン博士は個人賞）。

日本代替医療学会が設立されたのは、韓国で『茶山賞』の授賞が行われた一九九八年のことであり、翌一九九九年九月には、メシマ臨床研究会が発足しています。

## 凍結乾燥と爆発により、世界一のメシマコブを開発

韓国新薬がメシマカプセルの製造販売を開始することにより、メシマコブのガンの特効薬としての地位は決定的なものとなりました。しかし、一般に市販されているメシマコブと名のついたものが、すべてガンに対して特効薬的な効果を発揮するわけではありません。効き目のポイントは、どれほど天然のものに近いかであり、それはＰＬ２とＰＬ５と呼ばれるフィ

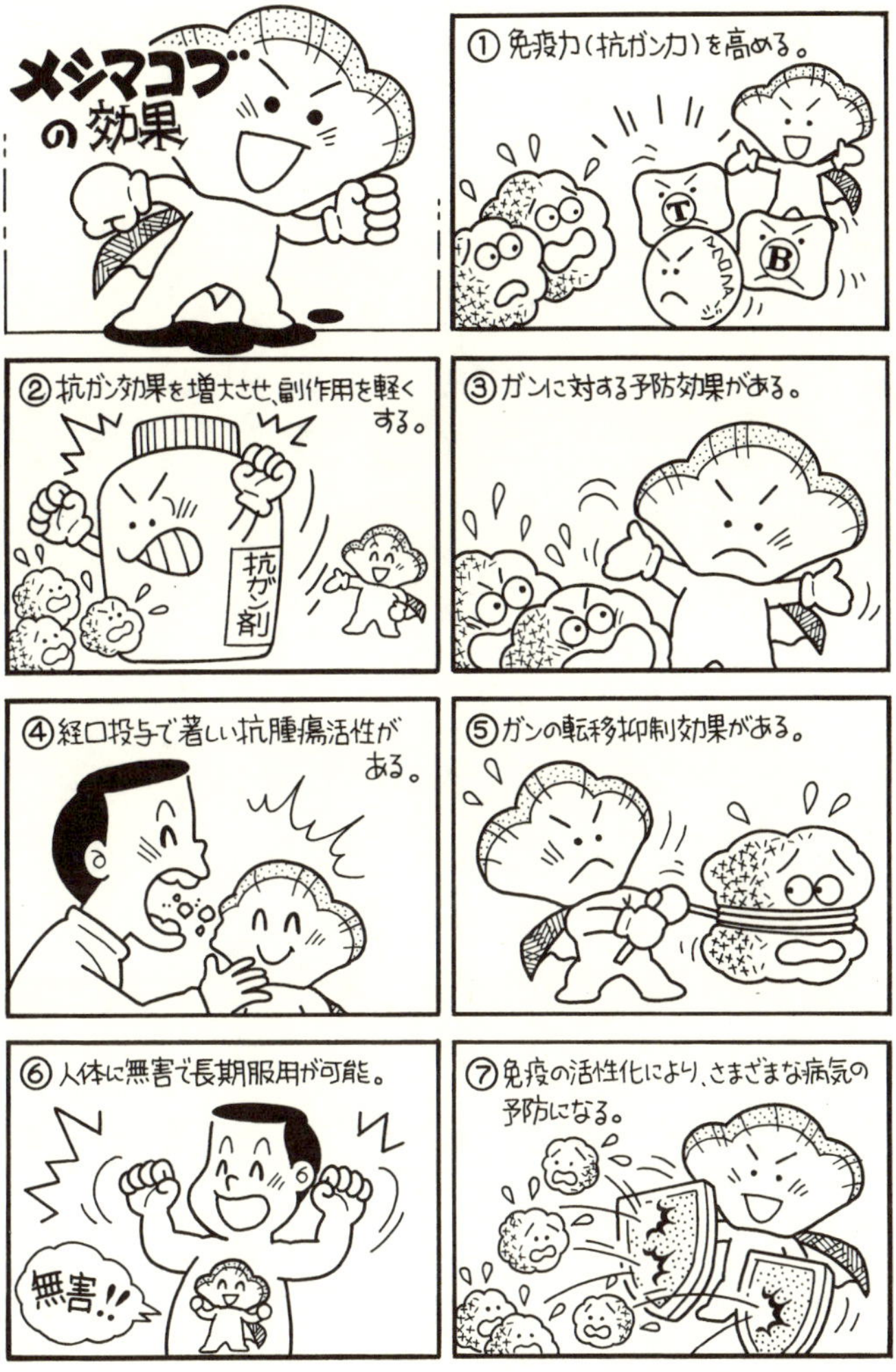
メシマコブの効果
①免疫力(抗ガン力)を高める。
②抗ガン効果を増大させ、副作用を軽くする。
抗ガン剤
③ガンに対する予防効果がある。
④経口投与で著しい抗腫瘍活性がある。
⑤ガンの転移抑制効果がある。
⑥人体に無害で長期服用が可能。
無害!!
⑦免疫の活性化により、さまざまな病気の予防になる。

イラスト／渡部 健

リアスリンという酢がどれだけ含まれているか、またバオミという多糖体とペイニという物質がどれだけ含まれているかによって判断することができます。私が使っているメシマコブは、それらをもとに分析した結果、天然のものと九九パーセント一致しており、天然のものとほぼ同じであることが確かめられています。

また、日本では、1：6（イチロク）グルカンと1：3（イチサン）グルカンといわれているβ—グルカンの多糖体がどれだけ含まれているかによっても、そのメシマコブがどれだけよいものであるかを判断することができます。それらは、市販されているアガリクスにも多少含まれていますが、それでも数字では四パーセントくらいなものです。ところが、私のメシマコブには、β—グルカンがなんと二四・五パーセントも含まれていたのです。

ただし、天然のものを使っているため、ものによっては少ないときもあるのですが、それでも十三パーセント以下はありません。そのため、成分表示には、「β13～21」と書いてあります。

さらに私は、市販されているメシマコブを集めて、それぞれの波動を測定したことがあります。１００まで測れる測定器を使って調べたのですが、たいていのものは32か33あたりで、多いものでも50程度しかありませんでした。これでは、とても天然の効果とはいえません。

いっぽう、私が手に入れたメシマコブの波動値は、90以上と測定されました。普通、天然のメシマコブといわれているものでも70以上あればよいほうだと言われています。それが、90以上もあったわけですから、これはじつにたいへんなことであり、私のメシマコブは、すぐれているというしかありません。

そのようなことで、私は良質で天然そのもののメシマコブを手に入れることに成功したわけですが、次なる問題は、それをいかに有効に使っていくかです。それには、どうすれば人の体にうまく吸収していくかがポイントになります。どんなによいものを与えても、そのものの細胞膜が固いと、体のなかには入っていかないからです。

そこで考えたのが、凍結乾燥です。液体窒素を使って、マイナス二百度くらいで瞬間的に凍らせ、爆薬で爆発させるのです。そうすれば、細胞膜は全部吹っ飛んでしまいます。そして、それを酵素処理して体内の細胞に入りやすくすれば、人体への吸収は抜群によくなります。私が開発したメシマコブは、そのようにしてつくったものであり、私が自分の開発したメシマコブが世界一と自画自賛する根拠も、実はそこにあるのです。

実際に、このメシマコブをガン患者さんに飲ませてみたら、なんと片っ端から治っていきました。痛みを抑える効果も、ノニと同じくらいあります。このメシマコブについては、いま特許申請しているところです。

# 第四章　私の「アガスティアの葉」体験

## インドの国防大臣に鍼治療をしたところ、たちまちのうちによくなった

インド政府から、ユネスコ国際会議に出席してほしいと招待され、インド文化協会の内田さんと、プラナの会員五十名ほどと共にインドに行ったのは、昨年の二〇〇三年のことでした。

会場には、首相をはじめ文部大臣など多くの大臣も来ておられましたが、そのなかに国防大臣がおられて、足がお悪いのか杖をついておられて、やっと歩いているといった様子でした。

そこで、私は隣にいた敷田(しきた)稔さんを通じて、

「足がお悪いのなら、診てさしあげましょうか」

と申し出てみたのです。すると、国防大臣は、

「ぜひお願いします」

とおっしゃいました。

ちなみに、そのとき隣にいた敷田稔さんは、最高検察庁検事や法務省矯正局長を歴任したあと、国際警察協会（ＩＰＡ）の副会長をはじめ、国連犯罪防止世界会議の日本代表団特別顧問など、犯罪防止のために国際的なご活躍をされている方です。

さて、歓迎晩餐会が終わったあとの八時半頃、宿泊先のホテルのスイートルームで、国防大臣が来られるのを待っていました。やがて、ドアをノックする音が聞こえたので、お迎えに出ますと、いきなり入ってきたのは、なんと機関銃を手にしたＳＰたちではありませんか。

なんでまたと驚いていますと、彼らは部屋を隅々までチェックし、そのあと国防大臣が入って来られました。最初はさすがにびっくりしましたが、考えてみれば国防大臣なのだから無理もありません。

気を取り直して、国防大臣の足の状態を見た私は、これならすぐによくなるだろうと直感しました。松井選手のときとまったく同じツボを治療すればよいと思ったからです。あの時、松井選手はたった一回の治療でよくなりました。だから、今回も絶対によくなると確信したのです。

ところが、なぜか鍼を抜くときに血が出ました。なぜだろうと思いながらも治療を続け、治療を終えて帰るときの国防大臣の様子を見ると、以前と比べてかなり楽そうに歩いておられました。

国防大臣からじきじきに電話が入ったのは、翌日のことでした。

「おかげさまで大変よくなりましたので、ご滞在中にもう一度診ていただけないでしょうか。ご了解いただけますなら、車を迎えにうかがわせます」

という内容だったので、私は即座に了承しました。

そうしたところ、約束の時間に、なんと国防省の車が迎えに来てくれて、私は国防大臣主催の朝食会に招待されることになりました。そこではパンとフルーツが振る舞われましたが、そのフルーツのおいしかったこと。

驚いたことに、国防大臣はもはや杖も持たずに歩いておられました。その姿を拝見し、これはかなりよくなっていると安心して、もう一度大臣に鍼治療を行いました。

その帰り際のことです。大臣は、「記念品です」と、なんと金の絵皿（二十四金！）をプレゼントしてくれたのです。

## 再度のお誘いでインドに旅立った

インドで行われたユネスコ主催の講演会に出席し、はからずも国防大臣に鍼治療をすることになった私は、そのあとすぐに日本に帰りました。そうしたところ、しばらくして、インドの政界、財界、官界、宗教界、医学界の人たちから、直接会ってお話をしたいので、再度訪問してほしいとの要請がきました。

そこで、二〇〇三年九月に、再びインドに旅立ちました。その頃ちょうど、私は「アガスティアの葉」の預言に興味を抱いていたので、この機会にサイ・ババのところを訪ねたいと思いました。

「アガスティアの葉」とは、聖者アガスティアという人物によってヤシの葉に記された預言書で、そこに訪れる人の前世・現世・来世などについて細かく書かれているといわれています。「アガスティアの葉」を訪れる人は決まっていて、その人たちのことについては、1から16のカンダム（仕事、結婚、病気などの項目）にしたがって、すでに細かくヤシの葉に書き込まれているので、そこへ行ったらまずは自分のことを書いた葉を見つけなければなりません。

しかし、その葉が見つかっても、日本語や英語で書かれてあるわけではないので、普通の人には読めません。ヤシの葉には、古代タミル語で書かれてあるのです。そのため、古代タミル語が読めるナディ・リーダーに、自分のことを書いてあるヤシの葉を読んでもらうことになります。

インドに着いた私は、さっそくそちら方面に通じた識者に、アガスティアの葉のことを訊ねました。すると、

「古代タミル語を読めてヒンドゥー語に訳すことのできる人がいて、それをさらに日本語に訳す人もいるので、ご自分のアガスティアの葉が見つかりさえすれば、あとは問題ないですよ」

と言われました。

それを聞いて、私はそれならばと、訪ねる決心をしました。

アガスティアの葉の預言書を解読できる人はインドの南のほうにいると、本には書かれてありましたが、デリーにも四人いることがわかりました。しかもそのうちの一人が、私の泊まったハイアットホテルから車で十分足らずのところに住んでいることもわかり、さっそく予約をしたのです。

## 私のことが書かれた「アガスティアの葉」があった！

約束していた日の前日に、指定されたアガスティアの館なる場所に行くと、何人かの人が私たちを待っていてくれました。そのなかには、日本語のできる通訳もいて、

「あなたは男性なので、右手の親指の指紋を取らせてください」

と言われました。

そこで、指示にしたがって指紋を押すと、もうその日はおしまいで、翌日の午後一時に、また同じ場所に行きました。そして、そこではじめてアガスティアが書いたと言われるものを見せてもらいました。

それらは、最初は羊の皮に書かれていたそうですが、五百年に一度の割合で、ヤシの葉に写し直してきたということでした。五千年前に書かれた

ものを、五百年ごとに書き写しているということは、これまでに十回ほど書き写したということです。

そのヤシの葉に書き写された古代タミル語を見たのですが、私には文字というよりも心電図のように見えました。

しばらくすると、古代タミル語の読める人がヤシの葉を一束持って来て、

「これからする質問に、イエスかノーかで答えてください」

と言い、ヤシの葉を一枚一枚めくりながら、質問をはじめました。

「あなたは山田さんですか」

最初に名前を訊かれたので、当然のことながら、

「ノー」

と答えました。すると、

「田中さんですか」

と、次のヤシの葉を見て訊ねます。

「ノー」

そう答えると、また次のヤシの葉を見て、

「佐々木さんですか」

と訊ねます。

そのようなことで、「ノー」ばかりが続きました。

すると彼は、手に持っていたヤシの束を、保管しているところに戻して、別の一束を持ってあらわれ、それらについても一つ一つ訊かれ、しばらくのあいだ「ノー」が続きました。

そうこうするうちに、さすがの私もこれだけ「ノー」ばかりが続いたのだから、私のことはわからないのではないだろうかと思いはじめました。五千年も昔に、私の個人情報がヤシの葉に書かれているということを信じるほうがどうかしているんだと、疑心暗鬼になっていったのです。

そんなとき、

「あなたはフェーマス・ドクターですか」

と訊かれ、私は、ハタと困ってしまいました。ドクターは当たっているけれども、フェーマス（有名）であるかどうか…。「イエス、フェーマス・ドクター」と、自分で言うのもどうかと思うが、けっこう名が知られているのも事実だし…などといろいろ考えたあげく、

「イエス」

と答えました。すると、次に、

「あなたには精神世界のパワーがありますか」

と訊かれ、アガスティアの葉についての疑念は、吹っ飛んでしまいました。五千年前に、アガスティアの葉に、私の個人情報が書かれていたことは、間違いないと確信したのです。

それというのも、私はその質問に対して、イエスとはっきり答えられる次のような体験をしていたからです。

## 「精神世界のパワーは…」に、はっきり「イエス」と答えた

あるとき、護国寺の天風会館で、知花敏彦さん（ちばなとしひこ。一九四一年満州生まれ。沖縄で育ち、南米ボリビアで約三十年農耕生活を送った後、「日本で真理を説きなさい」との啓示を受けて帰国。当時は山梨県清里で地球環境保全と修復のために活動中）と私とで講演したことがありました。講演中、私は会場の人たちに向かって、

「皆さん方のなかで、膝が痛くて正座ができない人がいたら手を上げてください」

と呼びかけました。すると八人の人が手を上げました。彼らに、

「あなた方全員に治療をしてあげたいので、壇上に上がって来てくれますか」

と言うと、八人とも上がって来られたので、一人ひとりに症状を聞きました。

すると、捻挫しているとか、膝に水がたまっているとか、座骨神経痛があって正座できないなど、各人各様にいろんなことを言います。

そこで、私は彼らに手をつないでもらって、輪になってもらいました。

そして、

「私はこれから皆さん方のうち、一人だけに治療をします。皆さんは治したいという気持ちを集中させてください。私は治そうという気持ちを集中させますから」

と言ってから、そのうちの一人に治療を施したのです。治療後、

「では、みなさん、その場で正座してみてください」

と言いました。

すると、どうでしょう。なんと全員がいとも簡単に正座できたのです。

ですから、私は、精神世界のパワーがありますかという質問に、

「イエス」

と、自信を持って答えたのです。すると、次に、

「あなたは、九月二十二日生まれですか」

と訊かれ、これには正直言ってゾーッとしました。アガスティアの葉には、私の誕生日が書かれてあったのですから。

「生まれ年は、一九三六年ですか」

との質問も、その通りでした。目の前で古代タミル語を読んでいる男性が知っている情報といえば、私が日本人の男であることと親指の指紋だけです。それなのに、生年月日をピタリと言い当てたということは、アガスティアの葉にそれらのことがはっきりと書かれてあったと考えざるをえません。

質問は、その後も次のように続きました。

「あなたのお父さんの名前は久治ですか」

「あなたのお母さんの名前はミヨですか」

「あなたの奥さんの名前は俊子ですか」

「あなたには男の子のお子さんが一人おられますか」

「あなたと同じ仕事をしていますか」

「あなたの他に男の兄弟は三人いますか」

「お兄さんが二人に弟が一人ですか」

「女の姉妹はふたりですか」

「そのうちの一人は離婚されましたか」

というように、質問に対する私の答えは、すべてが「イエス」の連続となったのです。私はしだいに体が震えてくるのを抑えることができませんでした。私のすべてが、なんと五千年も前に書かれていた！　この事実に身も心も震え上がったのです。

## 息子が、私の仕事を手伝うことになる

ややあって、私は、混乱状態の頭の中を整理してみました。これが真実ならば、五千年前に私はすでに、両親から生まれることがわかっていた。その両親も五千年前に結婚することがわかっていた。女房もまた五千年前に、私と結婚することがわかっていた。

そうして、それらの事実を反芻するうちに、突然、ああそうなのか、と気づいたのです。人間の一生というものには、一つとして偶然のものなどはないのだ、すべてが必然で、起こるべくして起こったことなのだということに気づいたのです。

しかし、そうなると、私のことがすべて記されている目の前のヤシの葉には、これからどうなるということも、いつ死ぬのかということも書かれ

ているに違いありません。それらを今ここですべて知ってしまいたいという思いと、そこまで知るのは怖いという思いとが交錯しました。

そこで、今度は逆に私から、

「息子のことは、どうなりますか」

と訊いてみたのです。すると、彼はヤシの葉を読みながら、こう答えました。

「ここ一、二年は土星の働きが強いためにあまりよくないが、三年目からはすごくよくなります。まだ独身ですが、やがて彼女ができ、その彼女の助言によってお父さんの仕事を手助けするようになります。そして、子どもが一人生まれるでしょう」

それを聞いて、私はホッとしました。とくに「私の仕事を助ける」と書かれていたことで、すっかり安堵したのです。それで、少し気が楽になった私は、やっぱり自分のことも少し訊いておこうと思い、おそるおそる訊いてみました。

すると、彼はヤシの葉をめくり、こう読み上げました。

「あなたは二年後に、ずいぶんお金が入ってくるようになります」

これについては思い当たることがあります。いまとても大きな発明にかかわっていて、それがちょうどそのときから二年後くらいに、販売に踏み切れそうだったからです。

## 久しぶりに母を訪ね、父の墓参りをし、妻にねぎらいの言葉をかけた

ヤシの葉には、さらに次のように書かれていました。

「あなたは、薬草の研究と鍼の研究で、日本で第一人者になります。また、世界中で治らないと言われている病気を治し、そのことで有名になります。

七十五歳からはボランティアだけで生きるようになります。日本政府も驚き、感謝をして、銅像が建てられるでしょう。八十八歳までボランティアを続け、九十歳を過ぎても、まだ現役で仕事をしています」

私は、来世についても訊いてみたくなり、質問しました。すると、

「来世は日本人の金持ちの家に生まれて、宇宙のことについて研究する人になります。さらにもう一度生まれ変わって…」

と、その人はヤシの葉を読み上げました。

私は彼らに向かって、最後にこう質問しました。

「現在、地球上には六十億人ほどの人間がいますが、その人たちのものがすべてここにあるのでしょうか」

すると、彼らはこう答えました。

「ここへ来る人というのは最初から決まっているので、その人たちのぶんがあるだけです」

帰国後、私は、それまで忙しくてなかなか帰ることができなかった郷里に帰り、久しぶりに母親を訪ねました。そして、今年九十九歳になる母に向かって、

「私を産んでくれてありがとう」

と、心から感謝の気持ちを伝えたものです。すでにこの世を去った父には、墓参りをして丁寧にお礼を述べました。同時に、女房に対しても、

「これまで忙しいばかりで、お前にもほんとうに苦労をかけたな」

と、結婚以来はじめて感謝の言葉をかけました。自分自身のことが書かれてあるアガスティアの葉に出合って、そのような気持ちになったのです。

アガスティアの葉については、もう一つ興味深い話があります。一緒に行ってみてもらった人のなかに、米元源三郎さんという方がおられました。その米元源三郎さんに対して、

「あなたは源三郎ではありませんね」

と、アガスティアの葉を読む人は、いきなり言いました。

「……」

びっくりしている米元さんに、さらに、

「あなたの名前はひとしですね」

と言いました。

そこで、米元さんはようやく口を開きました。

「おっしゃるとおりです。父が私につけた名前はひとしです。源三郎というのは、私があとで勝手につけたものです」

このことにも、私はずいぶん驚きました。

# 第五章　インド大使館での特別講演

この講演は、二〇〇四年二月二十三日に、インド大使館で行われたものです。当日は、多くの方々が講演を聴くために来られ、活発な質疑応答なども行われました。

本書には、講演の部分のみを掲載いたしました。ノニとメシマコブにつきましては、本書の第二章、第三章と重複する部分もありますが、私の主張と治療の軌跡を、全体の流れの中で再度とらえ直すうえで格好のものであると判断したため、あえてそのまま収録いたしました。

## 西洋医学を超えて、二十一世紀は無病の時代となる

### 父が「背骨矯正術」「経絡マッサージ」「プラナ術」を組み合わせた

私の生まれは、「風の盆」で知られる富山県の八尾町で、私自身も長年越中おわら節をたしなんできまして、師匠もやらせていただいております。ですから、私は、富山に帰れば民謡のお師匠さんというわけです（笑い）。

私の父は、私が生まれた年にアメリカから入ったばかりのカイロプラク

ティックを学び（日本で五人目のカイロプラクティックの体得者）、背骨矯正術医院を開業いたしました。また、父は、経絡マッサージといって、ツボをマッサージすることで経絡を整える治療法と、インドのヨガの呼吸法にあるプラナ術も習得していまして、カイロプラクティックと経絡マッサージとプラナ術の三つを組み合わせた父独特の治療体系をつくり上げました。

当時は、結核が今日のガンのように治らない病気と恐れられていましたが、父はそんな結核患者さんたちを、この治療法で次々と治していきました。そのため、父は、結核を治す名医師と言われていました。

結核に侵された人たちは、おそらく最後の砦として、はるばる富山まで父を訪ねて来たことでしょう。父の治療によって病が治ったとき、患者さんたちは父に向かって、

「ありがとうございました。おかげさまで命を助けていただきました」

と、涙を流しながら何度も何度も頭を下げておられました。

父は、それをどんな思いで受け入れていたのでしょうか。患者さんと命が助かった喜びを共にすると同時に、自分が治したのだという誇らしい気持ちもあったに違いありません。自ら感慨にふけるとでもいうのでしょうか、父のなんとも満ち足りた笑顔を、私ははっきり覚えています。

そんな父の生き方が、同じ生き方を選んだ私に、かけがえのない手本となったことはいうまでもありません。人間の一生のなかで、いちばん大事なものはなんでしょうか。地位でしょうか、財産でしょうか、名誉でしょうか。私は、そのようなものはどうでもよいと思っています。

治らないとまで言われた病気を治し、患者さんたちから、「あなたのおかげで病気が治りました。ありがとうございます」とお礼を言われる喜びこそ、なにものにも代えがたい宝物といえるのではないでしょうか。その喜びに勝る幸せはこの世にはない、おそらく父はそう思ったに違いありませんし、私もそう思っています。最近になって、そんな父と同じ思いを実感できるようになったのです。

## 二十一世紀を無病の時代にする

私は、小学校の五年生のときから父によって父の治療法の英才教育を受けることになりました。私には男兄弟が四人いまして、私はそのなかの三番目です。その三番目の私を自分の跡継ぎにしようと、父ははじめから決めていたようです。父がなぜ私を跡継ぎに選んだのか、その理由を直接聞いたことはありませんでしたが、その頃の私には「才能」とでもいいましょうか、とにかく人と大きく違うところがあったのです。それは、おそらく私しか持ちえないような「才能」でした。

その才能とは何かというと、「すぐに忘れる」ということです（笑い）。

その才能はいまもそのまま残っていますので、時に災いを招いたりもします（笑い）。

私は小学校時代から、忘れ物の名人で、一年生のときなど、しょっちゅうカバンもなにも持たずに学校に行って、その都度廊下に立たされました。もう一つは、一つのことに熱中するとまわりが見えなくなるという「才能」です。私は、かなりすばしっこいほうでしたので、鬼ごっこをすれば絶対に捕まりませんでした。かくれんぼをしても、見つけられることはありませんでした。それどころか、私はその場で何時間も平気で隠れ続けることができるので、あたりが暗くなりみんなが帰ってしまった後も、まだ一人残って隠れているなどということもありました。一つのことに熱中すると、他のことがなにも見えなくなるところがあったのです。そういったことが、父が私を跡継ぎに選んだ最大の理由なのではないかと思います。

小学校の五年生のときから父の治療の英才教育がはじまりましたが、私

を姿勢正しく座らせ、

「息を吸うときは頭のてっぺんで吸いなさい。そして吐くときは、お尻で吐き出しなさい」

ということを言われました。

それに対して、

「そんなヘンなこと、できるわけないやないか」

と思ったのですが、父は何度も「やれ」と命じるのです。

また、私から少し遠く離れたところに、父が立ち、

「お父さんに、気を送りなさい」

と言うこともありました。それが、呼吸法を使ったプラナ術というものでした。

しかし、まだ小学生だった私に、そんな技術がすぐに習得できるはずはなく、理解することもできませんでした。

プラナ術がどれほどすぐれたものであるかということを実感したのは、実際にインドに行くようになってからです。プラナ術によって、死にそうな人が甦ったという話を聞いたときにも、「ああ、それは本当に違いない」と確信しました。父の治療によって、結核で死にかけていた人たちが助かりましたし、現に私のところでも、ガンで死を宣告された人たちが次々と治っていくからです。

私に生まれつきそういった能力があったかどうかはわかりませんが、私はむしろ、誰にでもこれに似た能力はあるのではないかと思っています。ただ、その能力に自分で気づくか気づかないかの違いがあるだけではないでしょうか。

私は、講演でいつも話し、患者さんにも言い続けているのは、「病気の原点は、心にある」ということです。それは、次のような体験がもとになって確信したことです。

あるとき私は、患者さんを治療する三十分間、両手を合わせて患者さんのことを思い続けました。すると、その患者さんは、驚くほど早く治っていったのです。これは、今の西洋医学が見失っている最大のものではないでしょうか。

そのようなことで、私もようやく、当時の父の思いを追体験できるようになり、父の治療法の一つであるプラナ術から「プラナ」というサンスクリット語の名前を借り、「プラナ」という名前の会社をつくりました。

さらに私は、一九九九年に、『21世紀は無病の時代になる』（たま出版）という本を書きました。ですから、実際に二十一世紀は無病の時代になってもらわないと、著者としては都合が悪いわけです（笑い）。ところが、そんなことを考えておりますと、不思議なことに、無病の時代の到来を予告するかのようなすばらしい素材が、次から次へと私のもとに集まって来るようになりました。

人間は誰しも、こんなふうになればいいなあと願うものです。また、自然とそういう発想をするものです。そのことに一生懸命思いを凝らしていると、ふと力が抜けた瞬間、本当にそういったものが具体的な形となって目の前に現われてきたりするものです。これは本当に不思議なのですが、そのようなことが私のまわりで次々と起こりはじめているのです。私はなんとしてでも、二十一世紀は無病の時代にしないといけない、それが私の使命でもあると、決意を新たにしているところです。

## 二十世紀の医療は、ハイテク機器を多用し大量の薬を開発した

二十世紀の医療を振り返るに、大きく二つの特徴があることに気づきます。一つはレントゲン、CT（コンピュータ断層撮影法）、MRI、遺伝子

工学、ゲノムの解析、ナノテクノロジーなど、驚異的なテクノロジーの発展です。これらのテクノロジーの発展により、これまではよくわからなかった病気が、一つ一つ明らかになっていきました。あるいは、このガンはその性質からスキルス性に属するなど、細かく分類できるところまで詳細な診断が可能になり、その原因についても究明が進みつつあります。

もう一つは、おそろしいまでの大量の薬の開発です。一九二八年にフレミングが青カビからペニシリンを発見し、一九四一年にフローリーらが分離抽出に成功することによって、肺炎・淋病・敗血症などの細菌性疾患が、どんどん治っていきました。

また一九四四年には、アメリカのワクスマンらが、土中の放線菌からストレプトマイシンを分離抽出することに成功し、結核に薬物治療の道を切り開き、抗生物質開拓の端緒となりました。

しかし、これらの発見には大きな落とし穴もありました。長い間そうした特効薬によって叩かれ続けてきたウイルスに、なんと耐性ができてしまったのです。この間も山梨県で、結核に冒された患者さんが、ストレプトマイシンが効かずに亡くなられたという記事が新聞に載っていました。MRSA(耐性黄色ブドウ球菌)による院内感染が原因とのことでした。

これまでなら、ペニシリンが効かないとなれば、次にはバンコマイシンという特効薬で叩くことができました。ところが、そのバンコマイシンすらまったく効かなくなってしまっているのです。そういう新しい感染症が、いま大流行の兆しを見せています。その最たるものが、SARS(サーズ)ではないでしょうか。また、いま新たに鳥ウイルス問題も深刻になっています。

SARSが社会問題化しはじめたとき、私は即座に、

「いよいよウイルスからの逆襲がはじまりましたね」

と言ったものです。

ＳＡＲＳはコロナウイルスが原因とされています。金環日食のとき、すりガラスを透して太陽を見るとイガイガしたものがあることに気がつきます。そのイガイガしたものがコロナと呼ばれるものです。ＳＡＲＳの原因とされるウイルスの形が、そのコロナによく似ていることから、この名前がつけられたというわけです。

発症地は、中国の広州と言われています。中国には広州と杭州の二つがあります。その広州のほうに、私は過去六回くらい鍼の研究で訪れたことがあります。広州の人々は、本当になんでも食べます。私が広州の高級レストランにはじめて連れていってもらったときも、最初に出された料理はハツカネズミ三匹でした。

ＳＡＲＳの原因であるコロナウイルスの持ち主と騒がれているハクビシン（白鼻心。体長50センチメートルほどのジャコウネコ科の哺乳類）、キツネとタヌキの中間のようなハクビシンもまた、彼らにとっては食用動物の一つであるのはいうまでもありません。ですが、彼らは、昔からそのような何でも食べる生活をしてきたのです。しかも、彼らがそれまでそのような病気にかかることもなかったのです。

　ですから、ハクビシンを食べたことでなにかしらの症状が現れたとしても、たとえば鼻水が出るとか喉が痛いくらい程度の、それこそたいしたものではなかったのではないかと思うのです。それが、なにかあるたびに抗生物質で叩いてきたことによって、菌のほうが叩かれない術を会得したのです。菌自身が、強くなり賢くなっていったのです。コロナウイルスもその一つで、抗生物質がやってきたら、「サーッと逃げたら大丈夫だよ」ということを学んだのではないでしょうか（笑い）。

　とはいえ、やがて人類はコロナウイルスに効く抗生物質を見つけることでしょう。このようにして、抗生物質は、あとからあとから雨後のたけのこのようにつくられていきますが、それぞれの耐性菌もまた、それと同じ勢いで次々と増えていくと思われます。ですから、いくらやっても、いたちごっこの域を出ることはないのです。これは重要なポイントです。

なんでもかんでも薬で押さえ込もうとするかぎり、耐性ができるに違いないからです。にもかかわらず、現代医療はけっしてそこに目を向けようとはしません。向けると、製薬会社の人たちや、薬づけになっている人たちに不利になってしまいかねないからです。しかし、実はここにこそ、現代医療の大きな落とし穴があるといえます。

もちろん、薬がまったく不要などと私は言っているわけではありません。でも、薬に頼ってばかりいて、どうして免疫力を高めていくことができるでしょうか。私たちは、本来人間が持っている免疫力を高めることで、病気にならない体をつくっていかなければなりません。にもかかわらず、その一番の医療の根本を忘れているお医者さんがあまりにも多すぎます。

## 西洋医療は、人間本来の免疫力を低下させる

現代の西洋医療が行っている治療法は、免疫力を低下させるものであると言わざるをえません。現在の医療は、まさに薬づけ、検査づけの状態なのです。その検査もＣＴ装置などの普及で、ある程度の規模を持つ病院では、いとも簡単に放射線撮影が行われているのです。

私に言わせると、こんなに危険きわまりないことはありません。放射線撮影は、確実に活性酸素を発生させて、免疫力を低下させるからです。その結果、検査時の放射線被爆による発ガンの割合が、日本は三・二パーセントにものぼり、世界一高いということが、英オックスフォード大グループが行った研究で明らかにされました（二〇〇四年二月十日付の読売新聞朝刊）。

ＣＴ装置などの普及により、ありとあらゆる病気が発見されるようになり、人々は医師の言われるまま、いとも簡単に手術を受けています。しかし、手術というのは、経絡というツボの流れを確実に傷つける行為です。そうして、そこがケロイド状になるか、瘢痕治癒を残す結果になるのです。経絡の流れが悪くなれば、免疫力は必ず落ちます。そのようなことを簡単に行ってよいわけがないのです。

ガン治療に使われる抗ガン剤もまた、免疫力を急激に低下させます。抗ガン剤はガン細胞を叩くために使われるといわれていますが、それとともに正常細胞も叩き、時には殺してしまったりしているのです。ですから、ガン治療に抗ガン剤が使用されているかぎり、ガンは治らないと私は確信しているのです。

**※注**　読売新聞は、二〇〇四年二月十日付の朝刊で、放射線被爆について

の記事を掲載するとともに、「ミニ事典」と「解説」でも、この問題に触れました。以下に「記事」「ミニ事典」「解説」の順で、転載いたします。

※

〔記事〕

国内でがんにかかる人の3・2パーセントは、医療機関での放射線診断による被ばくが原因の発がんと推定されることが、英・オックスフォード大グループが行った初の国際的な研究で明らかになった。調査が行われた英米など十五か国の中でも最も高かった。CT（コンピューター断層撮影法）=ミニ事典2面=装置の普及などが背景とみられ、検査のあり方を巡り波紋を広げそうだ。この研究は英国の医学誌「ランセット」で報告された。

研究は、各国のエックス線、CTなど放射線検査の頻度や、検査による被ばく量、さらに年齢、性別、臓器ごとに示した放射線の被ばく量と発がん率の関係についてのデータなどを基に、検査に伴う七十五歳までの発がん者数を推定した。日本は年間七千五百八十七件で、がん発症者の3・2パーセントとしている。日本以外では、英国、ポーランドがともに0・6パーセントで最も低く、米国0・9パーセント、最も高いクロアチアでも1・8パーセントだった。

日本は、千人あたりの年間検査回数が最多の千四百七十七回で、十五か国の平均の一・八倍。発がん率は平均の二・七倍で、一回の検査での被ばく量が他国より高いことがうかがえる。

佐々木武仁・東京医科歯科大名誉教授（口腔放射線医学）は「通常のエックス線検査より、放射線量が多いCT検査の普及が影響している」と指摘する。

CTは、エックス線を使ってコンピュータで画像にする装置。国連科学委員会報告によると、日本は人口百万人あたりの普及台数が六十四台で、二位のスイス（二十六台）を引き離し、世界一多い。

ＣＴには年間の検査回数や撮影枚数に制限がなく、機器の精度や技師の腕により被ばく量が異なる。日本放射線技師会は二〇〇〇年、医療被ばくの指針を定め、撮影部位ごとの目標値を策定。さらに見直し作業を進め、来年度にＣＴ検査の実態調査を行う予定だ。

※

〔ミニ事典〕

〈放射線と発がん〉

放射線を浴びると、正常細胞を傷つけることにより、がんを引き起こすとされる。原爆やビキニ水爆実験の被ばく者に白血病などが見られたほか、一九八六年の旧ソ連・チェルノブイリ原発事故の後、近隣住民に白血病、甲状腺がんが急増した、との報告がある。

※

〔解説〕

診断被爆原因のがん　CT、早期発見に貢献　過剰検査には注意

精密な検査が可能なCTは、がんの早期発見をはじめ脳卒中、骨折などの診断に革命的な進歩をもたらした。最近は人体をらせん状に切れ目なく撮影し、通常のエックス線では発見できない数ミリ単位の病変も映し出すヘリカルCT、血管の内部まで鮮明に撮影できるマルチスライスCTも登場している。

一方で、撮影するほど医療機関の収入になることから、数千万円から一億円にのぼる設備投資を回収しようと過剰な検査をする場合もある、との指摘もある。

佐々木名誉教授は「CTは有効な検査であり、今回のデータが出たからといって必要な検査をせず、誤診や見落としにつながるのでは本末転倒。ただ、超音波検査など代わりの検査が可能かなどを検討し、発がんの危険

性も十分考慮したうえで使うよう徹底する必要がある」と話している。

## 『免疫革命』（安保徹著）、『患者よ、がんと闘うな』（近藤誠著）、『ガンを消す自己治癒力』（小林常雄著）にも、答えられないでいる

私のところに来るガン患者さんたちの多くが治っています。検査も手術も薬も使わないにもかかわらず、どうしてこれほどまでに多くのガンが治るのでしょうか。

私のところでは、鍼治療により患者さんの経絡のツボを刺激し、流れをよくします。ツボというのは人間の体にとって本当に大切なものなのですが、現代医学だけを学んできた今の医師たちに、いくらそれを伝えても、

「ツボ？　それいったい何なの」

との返事が返ってくるだけです。そのくらい現代医学のお医者さんのほとんどが、ツボには無関心です。

最近、安保徹さんが『免疫革命』という本を出されましたが、内容は私の言っていることとまったく同じです。慶応の近藤誠先生も、『患者よ、がんと闘うな』や『抗がん剤の副作用がわかる本』で、大きくは同様の趣旨のことを書かれました。

ガン細胞というのは、一センチ以上の大きさにならないと本当には診断がつかないものです。しかし、一センチになった細胞というのは、すでに何万個、何十万個、何億個というように細胞分裂を繰り返し、爛熟期を終え、末期に入った病巣なのです。したがって、そこを切り取っただけで、すべてが治るわけがないのです。

だから、本当にガンが発症してしまったのなら、諦めたほうがよいし、これまでガンだと言われて手術されたものは、ほとんどが「ガンもどき」

にすぎないというのが近藤先生のお考えです。

それに対して、医学界はきっぱり反論してきたでしょうか。誰もが口を閉ざしているではありませんか。

もう一人、小林常雄さんという国立がんセンターにいらっしゃった医師がいます。この先生が書かれた『ガンを消す自己治癒力』という本の中には、初期のガンは、十人に一人の割合で自然退縮していくと書かれていります。つまり、放っておいても十パーセントは治るということです。

西洋医学による治療、すなわち放射線を当てたり、外科手術をしてガンを摘出したり、抗ガン剤でガン細胞を叩いたりすることによって、どれくらい治っているかというと、わずか一・六パーセントです。

今の西洋医学の医師たちは、なぜこの事実を見ようとしないのでしょうか。なぜ自然退縮について、もっと一生懸命に勉強するなり研究するなりしないのでしょうか。彼らがそれをしないのは、その研究によって、CT

検査も手術も抗ガン剤治療も必要とされなくなると、困るからではないでしょうか。立派な設備を誇る病院が、本当はそのような立派な設備など必要ないということがわかってしまうと、マズイからではないでしょうか。

私が将来思い描いているのは、日本中に「プラナハウス」なるものをつくることです。そこでは、自分の健康に責任を持つ人たちが、免疫力を高めるためにみんなで勉強し合います。そのような環境をつくっていくのです。

そして、経絡のツボを知り、よい水とサプリメントによって、すぐれた治療効果を発揮するということを、多くの人々に知っていただきたいのです。

二十一世紀は、どうやって本物を見つけるかにかかっています。本物との出合いがみなさんの一生を決めるのです。

## ガンが消えている！

### 私の親戚は、十人がガンになり九人が亡くなった

少し話題を変えて、私のまわりの人たちのことを少しお話ししましょう。

実は、この三十年の間に、四親等（従兄弟）まで遡りますと、私のまわりでガンにかかった人は十名ほどいます。そのなかで助かったのは、七十九歳になる姉の宮本艶子ただ一人で、あとの九人は全員亡くなりました。

その姉は、昨年の三月、喉が詰まる、声がかすれるなどの自覚症状を訴

え、富山の病院に行きましたところ、喉頭ガンだと診断されました。私にはいっさい何も知らせてくれず、一言の相談もありませんでした。相談してくれていれば、違った展開になっていたはずですが、姉は病院の医師の指示どおりに、まずは抗ガン剤で叩き、放射線を当て、手術をするとのことでした。

あとでそのことを知った妻が、

「あなた、大変よ。お姉さんがガンで入院しちゃったわよ」

と、慌てて電話で私に知らせてきました。

「なに！」

驚いた私は、診療を一日休み、急きょ富山の姉が入院している病院に駆けつけました。すぐに病院から出るように言わないと、大変なことになってしまうと考えたからです。病院に着くなり、さっそく姉の説得にかかりました。

「お姉さん、お医者さんの指示どおりにやって、親父も親戚の人たちもみんな死んじゃったじゃないか。だからもうこんな治療は止めよう。抗ガン剤も放射線も止めよう」

私は、一生懸命そのように説得したのですが、姉もなかなかしぶとく、いくら私が言っても納得しません。

病院に入院した以上、主治医の指示どおりにしなくてはいけないとまで言うしまつです。そんな姉に、私は繰り返し説得を試みました。

「姉さん、まわりを見てごらん。親父も兄貴のお嫁さんも、甥っ子のお嫁さんも、みんな医者の指示どおりにやったにもかかわらず、治らなかったよね。ガンというのは、自分で免疫力を高めるしか、助かる道はないんだよ。そのためには、まずよい水をたくさん飲むことだよ」

と言って、私は持参した水を姉に渡し、必ず飲むようにと説得しました。

私が持参した水は、私がつくることに成功した「菩薩元（ぼさつげん）」という活性水素水です。一〇〇〇気圧かけて活性水素を逃さないようにした水で、世界で一番よい水だと私は自負しています。

さらに、ノニのエキスと天然のメシマコブも飲むように説得しました。のちほど詳しく説明しますが、天然のメシマコブは、宝くじを当てるより手に入りにくいと言われるほどの代物です。そのメシマコブを煎じて飲ませたのです。そして、看病に当たっていた姉の娘（姪）たちには、抗ガン剤は全部捨てるように言いました。

二週間ほどすると、診察した主治医が、

「どうもガンが小さくなってきているようなので、ＣＴとＭＲＩで確認しましょう」

と言いました。

そして、実際に検査をすると、なんとガンそのものはきれいに消えてなくなり、ガンの痕跡が残っているだけだったのです。

病院の治療計画では、抗ガン剤治療のあとは放射線治療をする予定でしたが、医師は、

「もうその必要もないでしょう」

と言ったそうです。

それで、姉は即刻退院しました。

こうして、姉は命拾いをしたわけですが、私のまわりでガンにかかり助かったのは、本当にこの姉の宮本艶子ただ一人です。あとの人たちはみな、手術をしたあと抗ガン剤治療を受け、さらに放射線治療まで受けて、死んでいったのでした。

## 今年は、まだ三カ月のあいだに十三名のガン患者が助かった

二〇〇四年がはじまって、三カ月ほどですが、すでに十三名ものガン患

者さんが私の治療で助かりました。なかでも印象的だったのが、肝臓ガンの末期と言われていた京都にお住まいの小幡洋子さんです。小幡さんは、起き上がることができず、腹水がたまっており、黄疸で顔が真黄色でした。さすがの私も、初めて見たときは衝撃を隠せませんでした。それと同時に、この人のガンが治ったなら、おそらくすべての人のガンが治るだろうと思ったほどです。

小幡さんは、二〇〇三年の十二月に、助けてほしいとやって来られました。その様子があまりにも深刻で、切羽詰まっていましたので、すぐに診てあげることにしました。

診ると肝臓ガンだったので、三カ所に鍼を打ち、天然のメシマコブとノニを飲むように言いました。

しばらくして、今度は私のほうから連絡をとり、

「今年の一月の大阪セミナーにも参加してください」

と言うと、

「すみません。法事があるので、ちょっと行けそうにありません」

と言われました。

法事と自分の体とどっちが大事なのかと、私は呆れてしまったのですが、法事に出席できるくらい体調がよくなられたのだろうと、気を取り直しました。

その小幡さんが、なんと二月の大阪セミナーに来られたのです。ひと目見るなり、たいへん驚きました。なんと黄疸がほとんどなくなっているのです。また、昨年の暮れには腹水もたまり、ほとんど動けない状態だったのに、その腹水もほとんどなくなり、驚くほど回復されていたのです。

「とにかく腹が減って減ってしょうがないんですよ。食欲がめちゃくちゃあって」

とおっしゃるではありませんか。そこで、私もつい、

「あなたは十二月には地獄の一丁目あたりをうろついておられましたが、この世に戻って来れたのですね」

と言葉を返したのですが、小幡さんは深々と頭を下げ、

「ほんとうに、ほんとうに、ありがとうございました」

と、涙ながらにおっしゃっていました。

## ノニと天然メシマコブが効いた

もう一人、気管支切開までされている方で、加賀野正雄さんという五十五歳の男性がいます。この方の場合は、気管支切開してガンを取り除く手術を受けましたが、結局全部は取りきれなかったそうです。気管支切開をして取りきれないというのは、おそらく死を意味することでしょう。

そこで、ノニを十粒ずつ一日三回と天然メシマコブを朝昼晩の三回、六

スティック飲んだところ、一カ月の間にガンが小さくなっていたのだそうです。加賀野さんは、私の手を握ったまま離そうとせず、何度も何度も「ありがとう」を繰り返していました。

さらに、浜松にお住まいのやはり肝臓ガンの方で、加藤園さんという七十歳の方がいました。末期に近い状況でしたが、いまはほとんど回復していらっしゃいます。そのほか、肺ガンの方で篠原昭之さんという方もよくなっています。これらのことは、今年になって、この三カ月半の間に本当にあった話ばかりです。すでに十三人ものガン患者さんがよくなられているのです。この勢いでいけば、おそらく今年中には何十人、ことによると何百人ものガン患者さんの命を助けてあげられるのではないかと思っているほどです。

それにつけても思い出されるのは、父のことです。当時、不治の病と言われた結核を治し、多くの患者さんたちから感謝されて喜んでいた父のあの姿が、こうして今、私に、彷彿（ほうふつ）として甦ってくるように思えてなりません。

福岡のプラナハウスで治療しているガン患者さんたちのなかに、お一人、末期の肺ガンの患者さんがおられます。天然メシマコブの服用により症状がぐんと改善されたものの、ちょっと風邪をひき、それが急性肺炎にまで発展しました。微熱が続くようになり、苦しくてしかたないと訴えてこられましたので、私が秘かに研究を進めてきたものがありますので、それをちょっと飲んでいただきました。

すると、どうでしょう。わずか十分で、平熱に戻ったではありませんか。それについては、いまはまだご紹介できませんが、将来はプラナの宝になるのではないかと思っています。

とにかく、なぜかわかりませんが、こうして私のまわりには不思議としかいいようのないくらい特別によい素材がどんどん集まってくるのです。

もはや、私の周囲の世界では、ガンの心配は皆無とさえ言えそうです。

昨年は、ガン患者さんを十六人、同じような方法で治療しましたが、結果は十五勝一敗でした。ですから、そのようにガンが治る時代、この驚くべき時代は、もうすぐそこまで来ているということなのです。

## ガンが消えてしまったので、二千五百万円もらい損なった!

さらに、こんな例もありました。

長崎県に住む照平民子さんという三十八歳の女性の方ですが、おっぱいにしこりを発見し、病院に行くと乳ガンと言われました。私が長崎に行った折、その照平さんから、なんとか助けてください、治してくださいと頼まれました。

このときのツボは、膻中(だんちゅう。左右の乳首を結んだ線のちょうど中央）です。

このツボは、免疫力を強くしますから、ほんとうによく効くのです。その日はそこに鍼を打ち、二週間後にまた長崎を訪れ、照平さんに会いました。

すると照平さんは、

「先生、この間は大変に困ったことをしてくれましたね」

と言うのです。

「えっ！」

私はびっくりしました。

「いったい私が、どんな悪いことを？」

「先生の治療でガンが治ってしまったじゃありませんか。おかげで、せっかく入っていたガン保険を使うチャンスがなくなりました」

なんでも、そのガン保険は、ガンと診断されただけで二千五百万円もらえるのだそうで、冗談ながら、ひどく残念がられていました。

照平さんは、最初に病院に行ったときは、乳ガンとはっきり診断されていたのです。それで、保険会社に手続きをして、保険会社の指定した病院で再検査したところ、なんとガンが消えてなくなっていたというのです。だから、二千五百万円をもらい損なったというわけです。

## "ガンの総合商社"といわれていた人のガンが消えた

兵庫の方で、十六年間白血病で苦しまれていた明石徹さんという方がいます。この方には、ノニの錠剤だけを飲んでいただいたのですが、約一カ月の服用ですっかり改善されました。

明石さんにはじめてお会いしたのは、去年の六月頃でしたが、血液型を聞くと、RHマイナスとのことでした。RHマイナスの血液型は、日本人には珍しく、手に入りにくいのです。

するど、骨髄バンクから連絡があり、オーストラリアに提供者がいるから、移植手術をするならこちらに来てほしいと言われました。

そこで、日本の病院のデータを全部揃えて持って行こうと、再度検査を受けてみると、なんと白血病は消えていたのです。明石さんがどれほど喜ばれたことか、ご想像いただけるでしょう。明石さんは、

「佐藤先生に命を助けてもらいましたので、なんとしてでも恩返しをさせていただきたい。プラナのために、今後は身を粉にして働かせてもらいます」

とおっしゃってくださいました。

かつて、明石さんは、まわりから〝ガンの総合商社〟という不名誉なあだ名までつけられていた人です。体中ガンだらけだったからです。

もうお一人、〝ガンの総合商社〟と呼ばれていた方に、大阪の元林みち子

さんという方がいます。この方の場合、原発はおそらく直腸ガンであろうということですが、C型肝炎→肝硬変→肝臓ガンの順番に悪化していき、驚いたことに、ガンマGOPとGTPがここ十何年間60以下に下がったことがないというのです。肝臓にガンが三つあり、そのほか乳ガンと腋の下に無数のガンが転移していました。首にも悪性リンパ腫があり、その他喉頭ガンまでできていたのです。

ただし、元林さんの場合は、ある意味で運にも恵まれたのではないかと思っています。それはこういうことです。

元林さんは、ガンの権威者がいるからと紹介され、大阪の大病院を訪ねたのですが、即刻抗ガン剤治療をしましょうと言われました。私のところにもすぐに相談がきましたが、そのとき元林さんは、

「紹介までしてもらって来たのだから、医者の言うとおりにしないとまずいから、抗ガン剤と言われたのなら、やらないわけにいかない」

と言っていました。

それで抗ガン剤治療を受けたのですが、かなり早い段階で副作用が出たのです。吐き気についてはある程度覚悟していたので、こんなものかと思った程度だったようですが、驚くことに手が動かなくなったのでした。まるでリウマチのような症状になったため、すぐにこれは危険だということで、医者のほうで抗ガン剤治療をいったん中止したのです。

ようし、いまがチャンスだぞということで、その日から私は、活性水素水の菩薩元を一日に一・五リットル飲むように言いました。あとはノニとメシマコブを服用させたのですが、元林さんの場合、とくにメシマコブの効き目はものすごかったようです。みるみるうちに三つのガンが消えていきました。

それより驚いたのは、あれほど高かったガンマＧＯＰとＧＴＰが、なんと24と28にまで下がったことです。まったく正常値になってしまったのです。

仰天したのは医師たちでした。

「いったいなにをやったの？」

とみなに訊ねられ、困ったと言います。元林さんは、

「いえ、先生が指示されたこと以外にはなにもやっていません」

と答えたそうですが、医師たちは、みな首をかしげるばかりだったとのことです。

## ■症状別ノニ・シャキヤの効果〈本資料は、インド大使館での講演のために、プラナで作成したものです〉

| 病 名 | 使用前症状 | 使用後症状 | 使用方法（量等） | 体験者名 |
|---|---|---|---|---|
| 花粉症 | 毎年1月下旬から鼻が詰まり、熟睡できない辛い日々 | 鼻詰まり等、花粉症の症状が全くなくなった | 10〜20粒/日 | 55歳　男性 |
| | 目がかゆく、クシャミがとまらない<br>鼻水が流れる<br>熟睡できない（鼻がつまり苦しい） | 1週間で症状が消えた | 5粒/朝・昼・晩・就寝前<br>合計 20粒/日 | 65歳　男性 |
| | 30年前より、春先になると鼻水、鼻詰まり | 5日程で、症状が消えた | 5粒/日<br>外出時には1粒<br>帰宅時に1粒 | 62歳　男性 |
| 頭痛（偏頭痛含む） | 生理前に必ずある<br>頭痛生理痛 | 全くなくなった | 10粒/朝・昼・晩<br>合計 30粒 | 41歳　女性 |
| | 昼食を抜くとズッキンズッキンする | 20〜25分後、頭痛がなくなる | すぐに5粒/時 | 55歳　男性 |
| | 軽度の頭痛時<br>重度の頭痛時 | 数分後に消えた<br>1時間程度で消えた | 2〜3粒/時<br>15粒/時 | 29歳　女性 |
| リウマチ | 3年前に発症、痛み<br>手・足・顔のむくみ | むくみがとれ、体のだるさや痛みも減少した | 10粒/朝・昼・晩<br>合計30粒 | 33歳　女性 |
| | 腫れと痛み<br>平成15年7月のある日のAM4:00左大腿部に痛みが走り歩行できないAM6:00にも同様の症状 | 数時間後、歩行可能となり15時より仕事にいくことができた | 5粒/日<br>10粒/痛時<br>10粒/更に粉にして水に溶かして練って凍結させて座薬として使用 | 62歳　女性 |
| 痛風 | 5年前に発症。痛みと腫れ | 痛み、腫れが取れる | 痛み、腫れの箇所に塗る | 82歳　女性 |
| 肥満 | 運動不足により体重88kg　胴囲120cm | 便通が良くなり、一日4〜5回出て1カ月後、体重−6kg 胴囲−30cmとなり、体調すこぶる良好。歩行も楽になった | 10粒/朝・昼・晩 | 82歳　男性 |
| | 薬害の副作用による体重増加 | 2カ月で4kg減量<br>3カ月目でさらに3kg減量<br>合計7kgの減量 | 5粒/朝・昼・晩 | 39歳　女性 |

| 病　名 | 使用前症状 | 使用後症状 | 使用方法（量等） | 体験者名 |
|---|---|---|---|---|
| 帯状疱疹 | 腹部に湿疹とかゆみがある | 1カ月後、腹部の湿疹とかゆみが取れた | ?粒/日 | 65歳　女性 |
| アトピー | 湿疹等 | 2カ月程で軽減 | 5粒/日 | 18歳　女性 |
| 湿疹 | 手に湿疹（薬害によるもの） | 指・足の痛みが治まる | 10粒/日 | 56歳　女性 |
| うつ病 | 昨年6月、うつ病で入院経験有り | 2カ月後、自分の身体を少しずつコントロールできるようになった | 5粒/日 | 18歳　女性 |
| イボ | ダイエット目的で開始するがイボがあった | 3週間後、イボがなくなっていた | 15粒/朝・昼・晩<br>合計 45粒/日 | 60歳　女性 |
| 更年期 | 更年期特有の症状等<br>肌のクスミ等 | 1週間後にピタッと止まった<br>肌のクスミも消えて、艶を感じる | 5粒/日 | 56歳　女性 |
| | 生理（3年前より）が止まっていた（33歳時） | 45日後ぐらいに生理が復活 | 30粒/日 | 36歳　女性 |
| 乳ガン<br>胃ガン | 1999年10月乳癌のII期で手術<br>2001年2月再発 胃リンパ腫で胃を4/5切除の手術<br>このため、放射線治療と抗ガン剤治療を受けていた | 食用し始めてから、放射線治療・抗ガン剤治療もしなくなり、通常の生活ができるようになった | 2001年11月より<br>15粒/朝・夜→30粒/日<br>2003年7月<br>5粒/朝・10粒/夜に量を減らす | 53歳　女性 |
| 乳ガン | 3月上旬、本人の左乳房の触診によりしこりがあり、近所の病院にて検査、N大学病院を紹介される。エコーにも映っていた。<br>3月中旬、N大学病院で検査、次回・来月の外来の際には近親者同伴で来なさいとの通告をされる | 4/7のN大学病院行きをキャンセルし2週間後の4/21にN大学病院で検査の結果、異常なしの報告 | 3月下旬より、朝15粒、昼・夜・就寝前に5粒　合計、30粒/日を食用 | 36歳　女性 |

| 病名 | 使用前症状 | 使用後症状 | 使用方法（量等） | 体験者名 |
|---|---|---|---|---|
| 膀胱ガン（腺ガン） | 平成14年7月末と8月に内視鏡手術を実施したが摘出しきれなかったこのため、治療を丸山ワクチン投与に代える<br>平成15年2月に再発 ワクチンを濃度の高いものに代え4月実施予定だった全摘手術は回避できたものの腹部に痛みがでる | 腹部の痛みが薄らぐ<br>痔腰痛にも効果あり | H15. 4.8〜9　5粒/日<br>4.10　20粒/日<br>4.11　30粒/日<br>｜　〃<br>7.6　〃<br>7.7〜13　30粒/日＋1粒は肛門より<br>7.14　30粒/日＋5粒は肛門より | 71歳　男性 |
| 血中コレステロール | コレステロール値<br>3/20〜6/9→300〜320 | 6/20→264 | 5粒/夜 | 62歳　女性 |
| 風邪 | 37度の微熱と頭痛・悪寒 | 悪寒とだるさが消えた | 10粒/時<br>その後、1時間後に5粒 | 32歳　女性 |
| 口内炎 | リンパ腺も腫れ口を開くのも辛い状態 | 30分で痛みがとれた<br>腫れも少しひいた | 10粒/時 | 32歳　女性 |
| 偏頭痛 | 頭が重く痛さもあった | 30分程で頭もすっきりし目の前が明るくなった | 10粒 | 75歳　女性 |
| C型肝炎 | 8年前に発症<br>GOT　GPT<br>4/30　395　458<br>5/8　452　560<br>5/17　750　809<br>5/27　53　111 | GOT　GPT<br>6/21　141　128<br>7/12　67　72<br>8/9　55　57<br>8/29　110　138 | 6月より10〜15粒/日<br>7/27より30粒/日 | 55歳　女性 |
| 高血圧 | 上　180mmHg<br>下　120mmHg<br>で高血圧防止薬を服用 | 下が100mmHg（3.4日後）<br>上　134mmHg<br>下　73mmHg　2月3日の測定 | 12月末より高血圧防止薬と併用しながら食する<br>3〜4日後下が下がる<br>ノニシャキヤのみ | 69歳　男性 |

## プラナのノニとメシマコブの驚異の効果

### ノニはジュースで飲んでも、かなりの効果がある

ノニは、大変素晴らしいものです。はじめて私がノニの成分表示を見たときに、

「世の中に、こんな素晴らしいものなど、あるわけがない」

と、にわかには信じられなかったほどでした。

そのノニの成分表は、アメリカのソロモンという大変優秀な医師たちの

グループがつくったものでしたが、彼らは実際のガン患者さんたちにお願いして、実にしっかりとした調査研究もしていました。

それによりますと、八百七十四人のガン患者さんにノニジュースを飲ませただけで、六七パーセントに改善がみられたというのです。高血圧にいたっては、八七パーセントもよくなっているとされていました。糖尿病は、Ⅰ型Ⅱ型合わせて八三パーセントに改善がみられました。なにより驚いたのは、モルヒネの七五パーセントにあたる効果があるということです。

最初は、そんな素晴らしいものなど、この世にあるはずはないと思っていた私ですが、さまざまなデータを見るにつけ、これは本当かもしれないと思うようになり、手に入るかぎりノニのデータを集めました。そのなかで、もっとも気になったのは、フランスのデータでした。データの数字そのものは、アメリカのデータとほぼ同じだったのですが、フランスはそれ以外に、ノニの根っこのなかにダムナカンタールという物質を発見し、それがガンの特効薬に近い働きをすることまで突き止めていたのです（四十六頁～四十八頁参照）。

そうやって、いろんなデータをよく見て、自分なりに研究を深め、これは間違いないという結論を得ました。そして、このノニでもって二十一世紀を無病の時代にしよう、世界一のノニをつくろうと決心したのです。

一般に市販されているノニジュースは、ほとんど水分のないノニを絞り、強烈な臭いを消すためにパパイヤとブルーベリーを加え、酵素発酵させて飲みやすくしたものです。それに対し、私はこう考えました。ノニそのものでいいじゃないか、水分もパパイヤもブルーベリーもいらないと思ったのです。

そこで、ノニの水分を高温で飛ばし、繊維とエキスだけを取り出し、さらにそこからもう一度純粋なものだけを抽出し、乾燥させようと考えました。

しかし、ここまでなら、おそらく他の誰かも考えつくことかもしれません。私の場合、ここで終わりではありません。さらにものすごいことを考えました。長年の研究が実を結んだのです。

## プラナのノニには、竹の塩、天然人参、サンザシも

私は、もともと痛みをいかに消すかを長年考えてきた人間です。ですから、その知恵を生かそうと思ったのです。

そのような観点から考えたのが、竹の塩の使用でした。竹の塩のなかのエキスとミネラルとを焼いてバラします。その作業を九回繰り返し、最後に千三百五十度以上で焼くと結晶ができます。

その結晶を潰したものを痛いところに塗りつけると、痛みがたちどころに消えるのです。

私なども、歯が痛いときなど、これを使っています。そうすると、たちどころに痛みが消えるのはいうまでもありません。

そうしたことがわかっていましたから、ノニにその竹の塩を加えたのです。

それに、シャキヤという天然の人参も加えました。私が、現地でボランティアをしていたとき、お釈迦様一族が大事にしていたもののなかに、ウサギのフンのような乾燥した丸いものに巡り合いました。

「まさかのときには、これを煎じて飲むといい。どんな病気も治るから」

と言われました。

それが、ヒマラヤの標高三千三百メートルから四千メートルのあたりでとれる人参でした。私は、その人参をお釈迦様にちなんで「シャキヤ」と名づけ、これもノニに加えたのです。

さらに、中国の原産のバラ科の落葉低木に、サンザシ（山査子）という木があって、春には梅に似た白い花が咲くのですか、果実は黄色で、昔から漢方薬に使われています。このサンザシも加えることにしました。

そのようにして、私はまったく新しい健康食品をつくったのです。

つくりあげたとき、ちょうど女房が歯が痛いと呻いていましたので、さっそく試してみました。痛む歯の根元にしばらく置いておくように指示したのですが、四十分後に女房は、「痛みがすっかり消えた」と言いました。

プラナの事務員のなかに、「喉が痛く、鼻がおかしい」という者がおり、家族全員が同じ症状だというので、錠剤を舌の下に入れておくようにいって、持たせたところ、ものの一時間ほどで全員症状が改善されたということでした。

そのことで意を強くした私は、患者さんたちにも勧めました。すると、多少の違いはありますが、ほぼ一〇〇パーセントの人たちがよくなっていきました。

そこで、私は改めて市販されているノニと、私のつくったノニとを、詳細に比較してみたのです。

市販のノニを三週間飲むと、二五パーセントの人の病気がよくなりました。半年飲み続けると、五十パーセントの人がよくなったそうです。一年では、なんと七五パーセントの人に改善がみられたというのです。これだけでも画期的なことです。おそらくサプリメントの世界で、これほど素晴らしいデータの上がったものはないでしょう。

では、私の開発したノニはどうでしょうか。なんと、飲んで一時間で一〇〇パーセントの確率でよくなっているという、驚くべき結果が出たのです。私のノニは、まさに時間と空間を超えた恐るべきものであるということが確認されたのです。

世の中で何が一番貴重かと聞かれて、私は時間ほど貴重なものはないと思っている一人です。私がもしアラジンの魔法のランプを貸してもらって、

擦ってみて中から怪物が出てきて、

「あなたの願いを、一つだけ聞いてあげよう」

と言ってくれたならば、ためらうことなく、

「時間をください」

と言うでしょう。時間ほど貴重なものはない、私はいつもそう思って生きてきました。

その一番大切な時間を超えたものが、現実に現れたのです。二十一世紀をかけても、これに勝る健康食品はできないでしょう。

これを日本中に広めていけば、おそらく病んだ日本経済も立て直せるのではないでしょうか。三十一兆円も医療費にかかる国など、世界中どこにもありません。

## メシマコブの腫瘍阻止率は、九六・七パーセント

日本人にとっていまや一番恐ろしい病気になってしまったガンについても、たちまち治すことができるものが、私のもとにどんどん集まってきています。

その一つがメシマコブです。メシマコブの天然のものが、私のところに自然と手に入るようになったのです。私がメシマコブの話をしたとき、

「なんですか、それは？　どこかの海の昆布のことですか？」

と聞かれたことがありました（笑い）。

メシマコブは、昆布とはまったく違います。長崎県に女島（メシマ）・男島（オシマ）という島があり、その女島では昔養蚕業が営まれていて、桑の木をたくさん栽培していました。その桑の木に、キノコがたくさん生えるようになり、その

キノコを、いつしかメシマコブ（女島瘤）と呼ぶようになったのです。一時はメシマコブがあまりに大量に生えるので、地元住民たちはその処理に困り果てたほどでした。

やがて、絹のブームが去り、養蚕業も衰退し、あとには桑の木とメシマコブだけが残されました。そんなある日、何気なく病気の人にこのメシマコブを煎じて飲ませたところ、たいへんな効き目を発揮しました。そこで、本格的にいろいろと調べると、とくにガンと高血圧と糖尿病に強い効き目を発揮することがわかりました。

もうそのころには、メシマコブは病気に効くと大騒ぎになっていたのですが、キノコによるガンの阻止率に注目した国立がんセンター研究所の医師たちが調査に乗り出すことにより、メシマコブはさらに大々的に注目されることになりました。国立がんセンター研究所の医師たちは、さまざまな調査をしたのですが、そのなかでもいちばん有名なのが、サルコーマ1

■担子菌類熱水抽出エキスのサルコーマ180に対する抗腫瘍性

| 担子菌類 | 腫瘍の完全退縮 | | 平均腫瘍重量(g) | | 腫瘍阻止率(%) |
|---|---|---|---|---|---|
| | | 対照群 | | 対照群 | |
| コフキサルノコシカケ | 5/10 | 0/10 | 2.4 | 6.9 | 64.9 |
| カワラタケ | 4/8 | 0/7 | 1.5 | 6.4 | 77.5 |
| アラゲカワラタケ | 2/10 | 0/9 | 4.0 | 11.5 | 65.0 |
| オオチリメンタケ | 1/10 | 0/10 | 5.0 | 9.8 | 49.2 |
| カイガラタケ | 0/8 | 0/8 | 10.6 | 13.9 | 23.9 |
| チャカイガラタケ | 4/7 | 0/8 | 4.1 | 13.9 | 70.2 |
| ベッコウタケ | 3/10 | 0/10 | 5.2 | 9.4 | 44.2 |
| オオシロタケ | 0/7 | 0/5 | 3.3 | 5.9 | 44.8 |
| ウスバシハイタケ | 1/10 | 0/10 | 5.4 | 9.8 | 45.5 |
| メシマコブ | 7/8 | 0/8 | 0.2 | 6.8 | 96.7 |

「薬日新聞　2002年10月23日付」より

80という発ガン物質をネズミに打ち続け、その後いろんな物質を与えることで、腫瘍阻止率を調べた実験です。

この実験で、九六・七パーセントというダントツの腫瘍阻止率を得たのが、メシマコブだったのです。

そこで、医師たちは、これをガンの特効薬にしようと厚生労働省に申請したのですが、結局認可されることはありませんでした。その後、そのときのデータがそっくり韓国に流れ、韓国政府が全面的にバックアップする形で韓国新薬がバイオテクノロジーの技術を駆使して商品開発し、韓国新薬は、これによって大発展を遂げました。

それとともに、世界各地でメシマコブが取り尽くされ、天然のものは、ほとんど手に入らないようになりました。菌類の生殖体で、胞子を生ずる器官を子実体といいますが、メシマコブはこの子実体ができるまでに、三十年から四十年はかかると言われています。いま「天然のメシマコブを手に入れるのは、宝くじに当たるより難しい」と言われているのは、そのためです。

## プラナは、天然のメシマコブを手に入れて凍結乾燥させ、圧縮バクハツと酵素処理した

いまから十年ほど前、韓国に行きました折に、薬局を訪ねたことがあり

ます。そのとき偶然に、北朝鮮から入ってきたという天然のメシマコブを目にしました。五百グラムくらいのものに、当時の韓国の為替で約九万円ほどの値がつけられていました。当時はまだ、メシマコブがいまほどブームにはなっていませんでしたが、私はその形や色や臭いなどを穴の開くほど観察したものです。そして、そのときの経験が、後にものすごく役に立つことになりました。

後に、天然のメシマコブを探しに東南アジアに出かけ、ある国に入ったとき、知り合いに、なんでもいいからキノコを集めてきてくれないかと頼みました。知り合いは、五、六十種類ものキノコを集めてきてくれました。それらを入念に見て、なかから二つのキノコをとり出し、

「今度は、これとこれだけを集めてきてくれないか。あとはいらないから」

と頼んだのです。

そうやって手に入れたメシマコブを、韓国に持ち込み、天然のメシマコ

ブと比較してみました。すると、どうでしょう。含まれている成分は、九九パーセント天然のものと同じだったのです。

「やったー！」

私は、その瞬間飛び上がったほどです。それほど良質で、かつ天然そのもののメシマコブを手に入れることに成功したのです。

さて、それからは昼夜を問わず、私の研究が続きました。この素晴らしい素材をどのように処理したら、一番素晴らしい製品につくり上げることができるか。

そのとき、私は、人間の体にとって一番吸収が悪いのは、なんといってもその物質の持つ細胞膜であると考えたのです。植物の持つ細胞膜があるために、吸収しにくいのです。それなら、これを吸収しやすいものに変えるしかない、細胞膜を取り除くしかないと考えました。

そこで、液体窒素でマイナス何百度まで下げ、カチンカチンに凍らせたところに、爆薬を仕掛けて爆発させ、それを凍結乾燥させてみたのです。さらに、それを酵素処理したのです。そうしてできたメシマコブを、いま特許申請中です。

## ノニを使ったジェルの開発にも成功

さらに、もう一つ、ご紹介するものがあります。それは、塗るだけで痛みがスーッと消えていくジェルです。現在、そんなものは世界中どこを探してもありません。

これを顔に塗ると、色が白くなり、小じわが消えて、しみのない肌をつくることができます。まるで赤ちゃんの肌のようになるのです。

これについては、面白い話があります。先日長崎に行きましたら、手を骨折してギブスを外したばかりの人がいました。病院からは、あと四週間

ほどリハビリに通ってくださいと言われていたそうです。その人に、
「これを患部に塗ってごらんなさい」
と言って、塗るだけで痛みのとれるジェルを手渡したところ、その人は言われたとおりに患部にこのジェルを擦り込んだのですが、なんとその日のうちにすっかり治ってしまったのです。本人はもちろん、まわりの人もずいぶん驚き、大騒ぎになりました。

また、中津川では、数年間も首の痛みで苦しんでいた人に、このジェルを塗ってもらったところ、とたんに痛みが消えたと驚いていました。こんな不思議なものが世の中にあるのかと思われるくらい、たちまちに効いてしまうのです。

しかし、この画期的なものでさえ、プラナにとってはまだ序曲なのです。将来は、これだけにとどまらず、もっともっとすごいものが出て来るでしょう。このジェルは、いま最終段階に来ていまして、最後のバージョン・

アップをしたのち、今年の五月中に販売に踏み切ろうと思っています。

最後になりますが、私には全国に「プラナハウス」をつくりたいという夢があります。一万人の会員が集まったならば、まず東京にプラナハウスをつくり、そこで治療をし、病気のない世界をつくるのです。

今日は、インド大使館での講演ということで、私としても、思い切り自由にお話ができました。私どもの「プラナの心」とは、自分だけが治ったらそれでいいというのではなく、人に伝え、人のためになり、二十一世紀を無病の時代にしていくということです。

癒しの水である菩薩元、ゴッドハンド、ノニ・シャキヤ、メシマコブ、ノニ・ジェルなど、もうすでにいくつか素晴らしい製品を研究開発できましたが、それらをなおいっそうバージョン・アップさせ、さらに驚異的なものを次々と研究開発し、なんとしてでも二十一世紀を無病の時代にしていきたいと念願しております。

みなさまのご理解を賜り、力を合わせて二十一世紀を無病の時代にできれば、これにすぐる喜びはありません。本日は長時間にわたりまして、ご清聴いただき、ありがとうございました。

# 第六章　ガンが治った人たちの体験談

## 千葉實さん　大分市在住　七十歳

### 1

膀胱ガンが見つかり、平成十三年七月末に一回目の内視鏡手術を受け、さらに八月にも受けました。しかし、ガンを全部取り切ることはできませんでした。しかも、私の場合は腺ガン（膀胱ガン患者のうち百名中数名にみられるといわれている）もあるため、抗ガン剤も放射線治療も効果がなく、膀胱を全部摘出する以外に延命の方法はないと言われたのです。そこで、十月には膀胱全摘出の予定で、十二時間もかかる大手術のための貯血を行いました。

同じ頃、パソコンで情報を調べたところ、膀胱全摘出手術を受けても五年生存率は四五パーセント以下であり、さらに腺ガンを含む場合は、その半分の生存率というデータを見つけました。

いろいろ考えました。あと二年程度の命なら、免疫療法として利用者が多いにもかかわらず、国から許可がおりていない丸山ワクチンの一データ（受付ナンバー３５３２３）として役立てようと思い立ち、肉、卵、牛乳をとらず、玄米を中心として自然食を実行したいと、病院の治療をお断りしました。

そうして、六カ月後の平成十四年二月、再発が確認されました。しかも、進行がとても早く、今度こそ膀胱全摘出手術を受けなければならなくなったのです。手術の日程も四月と決まり、それまでの二カ月間で手を打てることは、丸山ワクチンの投与方法の変更くらいだということで、東京医科大学で相談した結果、濃度の濃い（Ａ）のみの投与に切り替えることになりました。

二月二十五日、大手術前のテスト手術を行い、ガン細胞を切除（三度目の手術）して分析、転移の状況を全身診察していただきました。そして、その総合的判断の説明を三月八日に受けたところ、なんと切り取ったガンのコブの中にガン細胞は発見されず、全身の検査でも転移は認められなかったのでした。

担当医は、

「不思議です。このような検査結果である以上、膀胱の全摘出手術など、とてもできません」

と言ってくださいました。それでも、その担当医は、どうにも腑に落ちないという表情で、

「しかし、ガン細胞はどこかにはあるはずです」

とおっしゃいました。

たとえ、どこかにガン細胞があったとしても、見違えるほどよくなったことはたしかであり、二月七日から二十五日までの間に、私の身体に奇跡的な自然治癒力が働いたことは否定できないと言わねばなりません。

## 2

その後、体力は徐々にですが、回復してきました。ところが、今度は腹部に痛みが発生し、胃と大腸のカメラ検査をしたのですが、異常は認められませんでした。ノニジュースに出合ったのは、そんなときのことでした。そのジュースを飲みはじめると、めきめきと体力が回復し、一時ほとんど禿げかけていた頭髪も甦り、黒い髪が多くなって、見た目は四十代にまで回復しました。

しかし、原因不明の腹痛はあいかわらずあり、少しはよくなったものの、半分も解消されない状況でした。しかも、最近になって下腹部に違和感を覚え、再発の予感がありました。

そして、四月十日、開院したばかりの東九州泌尿器科で、採尿による検査をしてもらった結果、最悪のクラス5と言われました。

「他の臓器にも転移している可能性が大きいので、膀胱全摘出手術をするしかありませんね」

と医師に言われました。

またしても「膀胱全摘出手術」なのかと、暗然たる気持ちになりつつも、これはとても重大なことなので、まずは確かめてもらおうと気を取り直して、翌十一日、今度は県立病院で再検査をしてもらいました。

## 3

佐藤先生の講演会にはじめて出席したのは、この再検査の直前の四月八日のことでした。佐藤先生のお話を拝聴し、素晴らしい先生に巡り合えたと感激した私は、その夜からさっそくノニ・シャキヤを五錠、舌の下に入れて就寝しました。

すると、まず翌朝の散歩がとても快適になりました。呼吸も深くでき、上り坂を思わず軽くジョギングしたほどです。これは、ノニジュースどころではないと、そのすごさを実感しました。

その翌日、今度は下腹部の痛みが薄れていることに気づき、朝の散歩がやっとだった私が、なんとバルコニーの掃除をしてから、散歩とジョギングに出かけるまでになりました。

翌日は、前の日に二十錠飲んでおりましたせいか、下腹部に充実感があり、腰に安定感があって、開脚などの柔軟性が生じていることもわかりました。ですから、県立病院での尿検査は、きっとよい結果が出るに違いないと思ったのです。

県立病院での検査結果は、十八日に知らされました。

なんと、ガン細胞はゼロでした！

家に帰るなり、妻に向って、

「今日は乾杯だ」

と、私は叫びました。

その日の午後は、東九州泌尿器科で、それはそれは痛い膀胱カメラ検査を行う予定になっていましたが、もちろんお断りして、いつもポケットに入れているノニ・シャキヤを医師に勧めたほどでした。

院長先生からは、

「検査とは、そういうものだと思います。しかし、クラス5が出ていますので、ガン細胞は確実にあります。これからの治療をどのように進めるかは、患者さんの自由ですが、手遅れにならないように」

と言われました。

先日、大分市長木下敬之助氏に面識を得ることができました。木下氏は、空手六段と大東流も心得ておられるとのことで話が弾み、木下氏が主催する道場に入門して、三度ほど稽古をしてきました。その際、私の合気道（四段）の技も披露してきました。

ノニ・シャキヤを飲みはじめて以来、体調が一変し、若い頃のパワーを感じるようになってきた私には、七十歳での空手の手習いも、「年寄りの冷や水」にはならないと確信しています。

腹部の痛みはまだありますが、佐藤先生の治療できっと治ると信じています。最近は、若々しい生命力が身体中に満ちているのを感じます。今後もよろしくご指導をお願いいたします。

**篠原昭之**さん　岐阜県中津川市　六十四歳

平成十五年一月十日頃からだったと思います。自分でも顔色がよくないなあと思っていたところ、心配してくれた同級生の勧めで、一月二十日、市民病院で人間ドックを受けることになりました。すると、右の肺門部にリンパ節腫瘍が見つかり、医師から手術を勧められました。ところが運のよいことに、ある人の紹介で、プラナのメシマコブとノニ・シャキヤを知ったのです。

さっそく二月七日より飲みはじめました。服用した量については次の通りです。

朝食前にノニ・シャキヤ十粒
食間（午前十時）にメシマコブ二本
昼食前にノニ・シャキヤ十粒
食間（午後三時）にメシマコブ二本
夕食前にノニ・シャキヤ十粒
食間（午後九時）にメシマコブ二本

そして、二月十二日にあらためて右肺のＣＴ撮影をし、十七日には脳ドックを受けました。その結果、右肺にも脳にも異常がないことがわかったのです。

現在は顔色もよくなり、大変元気で、ソフトボールやゴルフなどを楽しんでいます。また、今もメシマコブを一日に三回飲んでいます。

ノニ・シャキヤは、私たち庶民にとっても手頃な価格で購入でき、ありがたいかぎりです。

本当にありがとうございました。

**佐藤はる江**さん　六十三歳　静岡市

平成三年、ガンに侵された私は、余命三カ月との宣告を受けました。それからは、いろいろな健康食品を試しながら、なんとか生き延びてまいりました。ところが、八年過ぎた頃、とうとう肺の胸膜にガンが転移し、水がたまり、歩くにも息苦しい状態になりました。その頃には、ガンはすでに骨にも数カ所転移していたのです。

抗ガン剤タキソールの点滴で、一時は249もあった腫瘍マーカーが、62にまで下がったのですが、点滴を止めると、またマーカーは上がっていきます。しかも、抗ガン剤を打つと、とたんに白血球数も100以下になり、免疫力は落ちるいっぽうでした。もはやなすすべもなく、その後はずっとそれを繰り返してきたのです。

そういうなかで、平成十五年の八月、あるきっかけでノニ・シャキヤとメシマコブに出合うことができました。だまされたと思って飲んでみたところ、なんと徐々に腫瘍マーカーが下がっていくではありませんか。また、抗ガン剤を打たないときの白血球数は3000から4000だったのですが、それもノニ・シャキヤとメシマコブを飲みはじめて、同時に佐藤先生に鍼治療をしていただくようになってからは、なんと７５９０にまで増えました。

佐藤先生は、講演などで「病気に打ち勝つには、免疫力を上げるのが一番だ」とおっしゃっていますが、それはこのことなのだと確信いたしました。

主人や息子からも、

「お母さんは、この頃ハアーッってしなくなったね」

と言われ、自分でも以前の息苦しい状態を忘れてしまったかのようです。ノニ・シャキヤとメシマコブと佐藤先生の鍼治療が、私を死の瀬戸際から救ってくださいました。本当に心から感謝申し上げております。ありがとうございました。

## 加藤圓さん（男性）　七十歳　浜松市



腰が痛くて尿の出が悪いため、平成十五年二月六日、病院で診察を受けたところ、前立腺ガンと診断され、同時にエコー検査で、腎臓に小さな石が多数あるのがわかりました。

手術するまで治療を受けることになり、一カ月に一回、女性ホルモンの注射を直接お腹にすることになったのです。ただし、全部自己負担で、注射は一本五万円もしました。

そんなあるとき、メシマコブとノニ・シャキヤを知り、二月十四日より飲みはじめました。メシマコブは朝と晩の一日二回、空腹時に一袋を、ノニ・シャキヤは朝昼晩の空腹時に十個ずつを飲みました。すると、最初は黒い便が出ました。

二月二十日、病院での検査で、ガンの転移がないことが確認されたため、手術はもう少し様子を見てからにすることにしました。

さらに、三月十二日のエコー検査で、腎臓の石が全部消えていることがわかり、それまであった下腹部の鈍痛が消えていることに自分でも気がつきました。

三月十四日からは、ノニ・シャキヤの量を十粒から五粒に減らしましたが、メシマコブは、そのまま一袋ずつを一日二回飲み続けることにしました。また、病院から処方された尿の出をよくする薬も、同時に服用しています。

四月八日現在、痛みもなく良好な状態が続いています（九日に病院で検査を受ける予定）。

## 明石徹さん　四十六歳　大阪市

平成十五年六月二十日、排便中に出血しているのに気づき、その後も下血は続きました。病院の検査でポリープが見つかり、内視鏡手術で、全部で六個のポリープを切除しました。

ポリープは細胞診に回されることになりました。

ところが、一週間後、仕事中に下血があり倒れてしまったため、二十七日に入院しました。細胞診の結果、直腸ガンであることがわかり、さらにS状結腸ガンも見つかり、七月七日に手術を受けました。その後の血液検査で、悪性リンパ腫があることがわかり、抗ガン剤治療とコバルト治療を受けました。

しかし、私の悪性リンパ腫は転移も早く、すぐに乳ガンが発見され、リンパを切除しました。男性の乳ガンは本当に珍しく、発症率は一万七千五百人に一人とのことでした。

さらにリンパ腫の転移で、喉頭ガンになり、この時は声が出なくなり、出血と痛みに苦しみながら、リハビリにも耐えてきました。

そうして、最悪なことに骨髄性白血病を発病したのです。悪化すれば、もはやオーストラリアでの骨髄移植しかないと私自身真剣に考えるようになり、その後は、ドナーを待つ日々となりました。

ところが幸いなことに、友人からノニ・シャキヤを紹介され、現在もこうして元気に生活を送ることができております。私は、六月二十七日より毎日、ノニ・シャキヤを、朝と昼、そして寝る前に十粒ずつの合計三十粒を飲み続けていました。直腸ガンとS状結腸ガンの手術後は、何も食べることができませんでしたが、ノニ・シャキヤだけは、忘れることなく舌下に入れていただいていました。

そのおかげで、人工肛門を免れ、腫瘍マーカーも正常値に戻りました。

また、抗ガン剤やコバルト治療の強烈な副作用もなんとか乗り切れましたし、さらに白血病も急性転化を遠ざけながら、造血機能が回復していったのです。

ところで、私は、佐藤先生の鍼治療を受けたわけでも、ガンの特効薬と言われるメシマコブを飲んでいるわけでもありません。ノニ・シャキヤだけです。それでも、こうして元気を回復できたのです。

佐藤先生、原田社長、プラナの皆様、そして私にノニ・シャキヤを教えてくれた山岸さんに心から感謝しながら、現在も、朝と昼、そして寝る前に十粒ずつ飲み続けています。本当にありがとうございました。

## 井上初美さん（男性）　佐賀市

平成十六年の三月の初め、近くの病院で定期検診を受けたところ、少し異常がありますので大きい病院で検査するよう勧められました。さっそく佐賀市内の大きな病院で検査をしてもらうと、肝臓にガンがあるのがわかりました。すでに二センチにもなっている悪性のガンで、他に転移の可能性もあるからと、それからは連日のように検査をするようになりました。

佐藤先生にはすぐに連絡をしてもらい、ノニ・シャキヤを毎日三十錠から四十錠食べ続けました。そのおかげで、三月二十七日のCT検査で、ガンが少し小さくなっているのがわかったのです。これには主治医も首をかしげておられました。また、四月五日、佐藤先生が九州にいらした際には、ゴッドハンドと鍼治療をしていただきました。

すると、どうでしょう。四月八日の検査で、なんと肝臓のガンが消えてなくなっていたのです。翌日には退院し、今は自宅で元気にしております。ノニ・シャキヤとメシマコブ、そして佐藤先生の鍼治療は本当に素晴らしいものです。今後もずっとよろしくお願いいたします。本当に本当にありがとうございました。

# 第七章　痛みが消えた人たちの体験談

## 浅井由美さん　愛知県岡崎市　三十八歳

私は、幼稚園教諭の仕事をして十九年になります。子どもたちは、とてもかわいらしくて、この仕事は天職だと思っています。しかし、子どもたちと関わっている以外の仕事もかなりあって、疲労の重なることがあります。学生のころに腰のヘルニアを患いましたので、疲労が重なったときなど、寝ているときに左足がつってしまうことがよくありました。また、一年前に交通事故でむち打ちになり、このまま仕事を続けていけるかどうかも不安でした。

でも、平成十五年五月二十四日の名古屋セミナー後に、佐藤先生に治療していただいたおかげで、治療していただいたその場でよくなりました。それまでは腰が痛くて、足が高く上がりませんでした。それが、足が高く上がるようになり、それまではできなかった姿勢を、違和感なくできるようになりました。

さらに、次の日、長年あった腰のしこりがなくなっていることに気がついたのです。すごく驚きましたが、嬉しかったです。そして、この日をきっかけにノニ・シャキヤを一日に五錠摂るようになりました。

研修で、体を動かすこともしばしばですが、先日の研修では時間がかかっていた動きが無理なくできるようになりました。風邪をひくと、いつまでも熱や咳、のどの痛みが続いていたのですが、それも長引かずにすむようになりました。

今では、教職をしっかりできるようになったばかりではなく、趣味でやっている和太鼓を思い切り叩くこともできるようになりました。

本当にありがとうございました。これからは、自分が飲んでよくなるだけではなく、多くの人にノニ・シャキヤのよさをお伝えしていきたいと思っています。

## 細川三義さん　静岡県藤枝市　五十六歳

私は毎年、一月下旬頃から花粉症になります。花粉症は、それはそれは辛いものです。

寝るとき、鼻が詰まるため、呼吸をするために口を開きます。そうしますと、喉が乾き、水を飲み、ひんぱんにトイレに行くようになります。ですから、夜は本当に熟睡できません。

花粉症がはじまるころになると、寝室には常に水を用意するのですが、毎年一月下旬から四月中旬まで、そのようなことをするものは、もううんざりです。

そんなとき、ノニ・シャキヤに出合いました。平成十四年十二月十八日のことです。

プラナの健康食品ノニ・シャキヤを、一日十粒から二十粒飲みはじめま次第です。

すと、花粉症は自然と止まり、自分ながら免疫力がついたのかなと感じた

もう一つあります。私はときどき昼食を抜いていたのですが、そのときには決まって頭がズッキン、ズッキンと痛くなりました。つい最近、また昼食を抜いたのですが、そのときに、舌の下にノニ・シャキヤを五粒入れました。水は飲まず、唾液でノニ・シャキヤを溶かしました。

二十分から二十五分ほど経過すると、頭痛はすっかりおさまっていました。そのようなことが二、三度ありました。

私はこれまで、じつにさまざまな健康食品を試してみましたが、ノニ・シャキヤほど私の健康をしっかり管理してくれるものに出合ったことはありません。これは、けっして過言とは思いません。

## 平松たづさん　磐田市　七十五歳

昨年暮れにつまずいて転び、脳震盪を起こし十分間くらい意識不明の状態になりました。

脳には異常がありませんでしたが、一月に入ってからは、天候が少し悪くなると頭が痛いという状態が続くようになりました。それも、今までにない痛さなのです。

そんなとき、友人からノニ・シャキヤの説明会があるから聞きにいかないかと誘われ、清水まで出かけたのですが、その車の中で頭が少し重くなってきました。

会場で、ノニ・シャキヤを十粒ほどいただき、飲んで（舐めて）おりましたところ、三十分くらいすると、トンネルから出たあとのように目の前が開け、明るくなりました。頭もすっきりし、いままで味わったことのないほど清々しい気分になりました。
ノニ・シャキヤの即効性には、本当にびっくりしています。

**城江京子**さん　茨城県　五十三歳

七十五歳になる母の京(みさと)は、人込みなど空気のよどんだところに行きますと、咳がひどく出てきて止まらなくなります。喘息とまでもいかないのですが、そのようなことがあるため、どこへ行くにも躊躇するような状態でした。

あるとき、例によってひどく咳き込んだのですが、ある方からノニ・シャキヤを勧められ、五錠飲みました。その後、十分ほどしてまた五錠飲み、その十分後にまた五錠飲むということを繰り返しました。

すると、どうでしょう。咳がぴたっと止まったのです。

そうして、それまで何年もの間ぐっすり眠れなかった母が、その晩はほんとうにぐっすり眠れたというのです。

母もまた、いろいろな健康食品を飲んできた一人ですが、効果のほどは、どれもいまひとつでした。それが、ノニに関しては、咳は止まる、ぐっすり眠れるで、いったいこれってなに？　と、本当に驚いたようです。

こうして母はノニを飲み始めたのですが、しばらくすると、もともと便秘気味だったところ、その便秘がなおひどくなり、いろいろな症状が出てきました。

そうなったことで、母はノニ・シャキヤに対して懐疑的になり、

「やっぱり健康食品なんて、一時だけのものなのかしらねえ」

などと言い始めました。それでも私は、

「お母さん、とにかくこれはすごいものなのだから、飲み続けて。先生も

すごい人なんだから」の一点張りで、母にノニ・シャキヤを飲ませ続けました。

それから、母を佐藤先生にお診せして、治療していただいたのですが、そのとき先生から、

「三十錠は飲んでくださいね」

と言われ、そのとおりにしました。

すると、なんとあれほどしつこかった咳が、ほとんど出なくなったのです。それとともに、三十年も悩み続けてきた便秘が、すっかり治ってしまいました。

母は、いまは毎朝「嘘のようだ」と言っています。疲れ方も、まったく違うようです。以前は二階に上がるのに、最後の三、四段というところで膝が止まってしまったりすることも多かったのですが、いまでは自分の三階の部屋まで、平気で上がっていくことができるようになりました。

そんな母の驚くような変化に、お友だちやまわりの人たちも、ノニ・シャキヤを進んで飲み始めるようになりました。みなさん、「これはいったいなんなの!?」と、驚きを隠せない様子で、顔を合わせればお互いに「よかった。こんなにいいものを教えてくれて、本当にありがとう」と、それがまるで合言葉のようになっています。

ですから、ご近所の方でも、身近な方でも、ちょっとした症状でも、ぜひこれを教えてあげてほしいと思っています。飲み始めた人からは、必ず「ありがとう」の言葉が返ってくるのですから。

## 萩野庄平さん　静岡県　六十五歳

今から五年前、突然花粉症になりました。今年はとくに症状が重く、二月末から目が痒くなり、クシャミは止まらず、鼻水は流れ、夜は夜で両鼻が詰まり、呼吸を口でするようになって、寝苦しい夜が続きました。

耳鼻咽喉科にも行き、点鼻薬と飲み薬を服用しましたが、ぜんぜん治まりませんでした。

そこで、ノニ・シャキヤの飲む量を増やし、今まで一日五粒飲んでいたものを、朝昼晩、そして寝る前の一日計二十粒を一週間飲み続けました。すると、嘘のように花粉症の症状が消えたのです。

いまでは、四月になっても花粉症の症状はまったく出ません。あらためてノニ・シャキヤの素晴らしさを実感している次第です。

**佐藤規子**さん　静岡市　六十一歳

平成十年から痛風で苦しんでいました。平成十四年十二月にノニ・シャキヤを知り、飲み続けました。平成十五年一月に、痛みのあるところや腫れているところに塗るとよいと聞き、塗ってみました。すると、一、二日で足の上のところの痛みや腫れがとれました。そのあと、痛みや腫れが左足の親指のもとに出たので、同じように塗りました。いまでは痛みもなく、毎日暮らしております。とても嬉しいです。

**渡辺智子**さん　仙台市　三十九歳

忘れもしない二月八日の日曜日、突然耳鳴りがしました。はじめてのことでしたので、すぐに治るだろうと思い、その日はそのまま寝てしまいました。すると次の朝起きようとすると、ひどい目眩（めまい）がしました。いままで体験したことのないような目眩で、同時に吐き気も襲ってきました。それで、びっくりして不安でいっぱいになったのです。

慌てて個人病院に行き、診てもらうと、

「突発性難聴です」

と言われました。

「突発性難聴というのは、どのようなものなのでしょうか」

そう伺ったところ、次のようなご説明でした。

「難聴とは、聴覚が低下して、音や声がよく聞こえなくなることです。伝音系難聴と感音系難聴とがあり、低音部が聞こえない難聴と高音部が聞こえない難聴があります。そのなかで、低音部が聞こえない難聴は治る率が高いのですが、高音部が聞こえない難聴は治る見込みはほとんどないので、諦めていただくしかないですね」

それから、強いステロイドを使う治療法があるが、どうするかと聞かれたので、ステロイドはできれば使いたくないと言いました。すると、効果があるかどうかはわからないが、やらないよりはやったほうがいいということで、入院して首に直接点滴するという治療を行うことになりました。それを、すでに十一回繰り返しています。

それと同時に、ノニ・シャキヤ三十粒を一気に飲んでいました。麻酔科の先生が毎回首に点滴用の針を注射しにくるのですが、ノニ・シャキヤを飲んだ翌日の聴覚検査で、びっくりするくらい結果がよくなっているのがわかりました。

当初は１４０しか聞こえなかったのが、１１０になり、80になり、70になり、60になり、15にまできたとき、さすがに聴覚検査の先生も驚かれた様子で、

「本当に聞こえるんだね。すごいね」

と、感心しておっしゃっていました。

主治医の先生方は、私の場合、点滴が劇的な効果を発揮したと思い込んでいるようですが、私は、これはぜったいにノニ・シャキヤのおかげだと思っています。ノニ・シャキヤがなければ、私はきっと落ち込んでどうしようもなくなっていたでしょう。

いまでも、ノニ・シャキヤのおかげで、症状も改善され、治まってしまいました。

## 舛谷仁さん　静岡県磐田市　六十九歳

私は二十五年前から高血圧で、血圧の薬を飲まないとすぐに下は１２０

mmHgぐらい、上は１８０mmHgぐらいまで上がってしまうので、この二十五年間、ずうっと高血圧防止の薬を飲み続けていました。

　下の血圧は、心臓と脳の血管に対する値で、その数値が90mmHg以上になるとよくないと言われています。私はとくに下の血圧がすぐ高くなってしまうことから、脳内出血や心筋梗塞予防のため、高血圧防止薬を飲み続けてきたのでした。

　昨年末にノニ・シャキヤを紹介され、さっそく毎日飲むことにしました。最初の頃は血圧防止薬を飲まず、ノニ・シャキヤだけを飲みました。そうしたところ、三、四日で血圧が１００mmHgぐらいまで上がってしまったので、従来の高血圧防止薬も飲むようにし、ノニ・シャキヤを飲み続けました。

　そうしたところ、三週間くらいすると、インターバルが次第に伸びてきて、高血圧防止薬を飲まなくてもよい状態になりました。

そこで、高血圧防止薬をやめ、一週間経った二月三日に、上は134mmHg、下は73mmHgにまで安定してきました。

今日は、高血圧防止薬をやめて九日目なのですが、上は139mmHg、下は84mmHgと安定を保っています。

こうして、二十五年間も飲み続けた高血圧の薬と訣別できたかと思うと、本当に感謝の気持ちでいっぱいです。

## 足助（あすけ）次恵さん　静岡市　五十五歳

十五年前、メニエール病を発症しました。メニエール病とは、耳鳴りや目眩、難聴、嘔吐などを発作的に起こし、それが慢性化する病気です。フランスの医師メニエールが、耳鳴り、難聴を伴った患者を解剖した結果、これが脳の病気ではなくて、内耳の病的変化が原因であることを発表し、メニエール病との名前がつきました。

私の場合、大脳から小脳までの流れがうまくいかなかったらしくて、他の人たちよりも重症で、一カ月近くも入院しました。それにもかかわらず、心臓はあいかわらずドキドキし、寝ていても回転性の目眩に襲われ、吐き続けました。そのため、体重もひどく落ちました。

このまま入院していたら、自分はいったいどうなってしまうのだろうと思い、いったん退院しました。そのとき、医師から、

「もう一度発作が起きたら、このまま寝たきりになりますよ」

と言われました。

退院後も、仕事には戻れず、寝たり起きたりの状態が続きました。目眩がするため、まっすぐに前に向いて歩けず、まるでカニのように歩く毎日でした。外を歩いているときに、突然発作が起きて、病院に担ぎ込まれた

こともありました。

乳酸菌生産物質をはじめ、ありとあらゆる健康食品を試しました。情報が入ったならすぐに飛びつき、試しました。東京まで治療に出向いたこともありました。そのときには一時的にはよくなるのですが、またすぐ吐き気の世界に逆戻りし、車での移動も怖くて、かぎられた範囲でしか移動できなくなっていったのです。

そんなときに、友人から「人を助けてみない？」と誘われ、私自身も病気で苦しんでおり、病気の人の気持ちがすごくわかりますから、ぜひというこことになりました。そのためには、まずノニ・シャキヤを飲んで、自分自身がよくならなければならないということで、その友人から五錠もらって飲んだところ、トイレが激しくて、一分おきにトイレに駆け込むようになり、本当にびっくりしました。

それからは、起床時に五錠、午後の一時から五時の間に五錠、就寝前に五錠飲みました。そうしたところ、体全体に発疹が出て、痒くてたまらなくなりました。しかも、まるでたくさんの蚊に刺されたように、顔にまで湿疹がいっぱいできてしまったのです。それではじめて、とんでもないものを飲んでしまったと思い、

「どうしてくれるんですか」

と文句を言いました。すると、

「富士山でいうと、いまようやく五合目あたりに来たところだから、もう少し頑張ってみてください」

と逆に説得され、考え直しました。

そして、そういう状況に三、四カ月も耐え続けました。

私は五月から飲みはじめていますが、最近はほとんど目眩に悩まされることもなくなり、そこいら中を飛び回っています。

先日、息子がぎっくり腰になり、動けなくなりました。そこで、ノニ・

シャキヤを五錠患部に貼り、五錠を飲んだところ、三日間ですっかり治ってしまいました。

息子は、それからは、いやいやながら飲んでいたノニ・シャキヤを自ら進んで飲むようになり、佐藤先生の治療も受け、いまはとても元気になっています。

私のお客さんで、原因が脳にあるかどうかはわからないのですが、手がすごく震えて、鉛筆をにぎることはおろか、お茶も飲めない、味噌汁も飲めない人がいました。そこで、ノニ・シャキヤを十錠とメシマコブを一本飲むように勧めたところ、その場で震えが止まったのです。

もう、びっくりされました。

また、乳ガンの方にもメシマコブと併用してもらったところ、すごくよくなり、感謝されています。

**水野美智子**さん　藤枝市在住　六十一歳

私は、ノニ・シャキヤを飲む前は他のサプリメントを愛用していました。多少よさもあったので、ちょうど一年飲みましたが、私の悩んでいた帯状疱疹はなんとしても治りませんでした。

そこで、ノニ・シャキヤを飲み始めたところ、一カ月ほどしたある日、気がついたらお腹のまわりがすっかりきれいになって、痒みもなくなっているのに気がつきました。

私の体験では、一カ月くらいの間に起きたことは、次の三つです。

・右肩が楽に上げられるようになった。

・帯状疱疹が治った。

・足が軽くなって体の疲れを感じなくなった。

この先、まだまだよくなるかなと楽しみにしています。

## 伊東仁美さん　静岡県磐田郡　三十二歳

夕方から頭が痛くなり、寒けがして、明らかに風邪の前兆だなと思いましたが、私は居酒屋をやっていますので、休むことができません。我慢をして、そのまま店に行きました。

そうしたところ、案の定、熱も出てきて、計ると三十七度を超えていたので、このままだと明日は寝込むなと思いました。

そこへ、父が来たので、風邪をひいて熱が出始めた話をしたら、今すぐこれを十錠飲み、一時間にまた五錠飲むようにと、黒い錠剤をくれました。

私は言われるままに、すぐにそれを飲みました。すると、飲んで三十分くらいで、風邪特有の寒けとだるさが消え、その日は普通に仕事をすることができました。

そして翌日は、嘘のように風邪が治ってしまいました。でもそのときは、まだ半信半疑で、偶然かなとも思っていました。

その後、しばらくして、うっかり歯茎に爪楊枝を刺してしまい、それが膿んでリンパ腺が腫れ、口をきくのも辛い状態になってしまいました。たまたま父から電話があったので、そのことを話すと、夜の七時頃、例の黒い薬を持って来てくれました。それで、前と同じように十錠飲み、今度は時間を計ってみたところ、きっちり三十分で、嘘のように痛みはなくなりました。

翌日もまだリンパ腺が少し腫れていたのですが、痛みはまったくなく、普通に仕事をすることができました。

いまでは、私はもちろんのこと、主人もアトピーの息子も、全員でノニ・シャキヤを愛用しています。

## 黒川博美さん　静岡市　五十五歳

八年前にC型肝炎になり、さまざまな健康食品を試してきたのですが、なかなか思うような結果がみられませんでした。ところが、六月に友人の紹介でノニ・シャキヤを飲み始め、最近の数値は次のようになりました。

| | 4/30 | 5/8 | 5/17 | 5/27 | 6/21 | 7/12 |
|---|---|---|---|---|---|---|
| GOT | 395 | 452 | 750 | 53 | 141 | 67 |
| GPT | 458 | 560 | 809 | 111 | 128 | 72 |

それからは、ノニ・シャキヤを一日に十五粒から二十粒飲み続け、七月

二十七日に佐藤先生に鍼治療をしていただきました。

そのとき、佐藤先生から「三十粒に増やしたほうがいいよ」と言われましたので、そのようにしたところ、八月九日は55と57、二十日後の八月二十九日は、110と138という結果が出ました。

今後は、こうして上がったり下がったりしながらも、数値は下がっていってもらいたいと、元気に仕事をしております。

**竹田三津子**さん　東京都　六十一歳

佐藤先生と初めてお会いしたとき、

「痩せるためにノニ・シャキヤを十五錠食べるといいよ」

と言われました。

さっそく実行したのですが、あるとき気がついたら、首のまわりに出来ていたイボが落ちてなくなっていることに気づき、感動しました。亡き母がよく「歳をとると、イボが出来て嫌だね」と言っていたことを思い出し、私も…と思っていたのに、本当に嬉しいです。

少し小さく残っていますが、肝心な痩せるほうは目標の半分くらいですが、頑張ってノニ・シャキヤとともに元気になります。

**太田かね子**さん　静岡県浜松市　七十歳

平成二年の五月ごろ、左の胸に大きなしこりがあるのを見つけました。外科で検査したところ、「すぐに入院してください」と言われ、手術を受けました。そのときは退院できたのですが、三年目で再発、リンパに転移していると診断されました。私が「手術はいやです」と拒否すると、放射線治療を勧められました。しかし、放射線治療ではよくならず、おまけに肺炎を起こして再度入院。再び手術を受けたのですが、今度は後遺症で左腕がむくみだし、親指に痛みが残った状態になってしまったのです。

そうして、昨年の十一月、定期検診で肺に転移していると言われました。「このままだと心臓が悪くなる」「血が固まる」「子宮も悪くなる」と脅かされましたが、過去に十回ほど抗ガン剤治療を受け、二十日間に及ぶ入院生活を送っていた私は、病院の指示に素直に従うことができませんでした。

そんなとき、知人から佐藤先生のことを聞き、さっそくジェルを塗ったところ、痛みが瞬間に消えてびっくり。その後、ノニ・シャキヤと天然メシマコブを飲み続けて、今年の一月に検査したところ、「ガンが進行していない。固まっている」と言われたのです。そのときはじめて、「よかった！」「助かる！」という思いが心の底からわいてきました。

## 津田文代さん　愛知県豊川市　四十一歳

私は、仕事柄、肩こりと背中の疲れがひどく、いつも重い感じで、鉄板のようにカチカチになってしまうこともありました。また、顎関節症で顎の痛みもひどかったので、病院でCTやMRIで検査をしたところ、症状はかなり進行しているので、最悪のオペになると言われていました。

三月、佐藤先生の講演会に、初めて参加しました。その後、佐藤先生に治療していただきますと、帰るころには背中の痛みも肩こりもすっかり解消されていたのを、いまでもはっきり覚えております。

それからは先生の指導通りノニ・シャキヤを飲みはじめました。すると、一週間ほどで顎の痛みもなくなり、なんでも食べられるようになりました。

そのことには、私自身ずいぶん驚きました。

さらに、私の最大の悩みだったのは、生理前の頭痛でした。これが毎月必ず襲ってきて、薬を飲むのが常習となりました。それが、ノニ・シャキヤを飲みはじめてからは、一度も起こらないのです。ノニ・シャキヤを飲みはじめたのは三月で、いまは七月ですから、もうすでに五カ月になるのですが、その間、一度も頭痛は起きませんでした。

そのことで、ノニ・シャキヤの効果はすごいと実感しました。ホルモンのバランスがよくなったのでしょうか。手荒れもなくなりました。

**竹下さと子**さん　静岡県静岡市　六十二歳

もともと虚弱体質でしたが、あるときゲップの数が多くなり、心配になって病院で受診しました。胃カメラの結果、異常なしと診断されて安心していたところ、四カ月ほどして食事をするとつかえるようになり、やがて水さえつかえるようになって、胃腸の専門病院に行きました。

検査の結果、「胃が動いていない。紹介状を書くので静岡病院に行ってください」と言われ、そこで精密検査してもらったところ、スキルス性胃ガンで、末期とのこと。余命一カ月と診断され、家族が呼ばれて説明を受けました。娘が、「手術をすれば助かりますか？」と聞きましたが、「手術をしても確率は低いですよ」と言われ、私は、「それなら入院も手術もしない」と決心したのです。

それから、知り合いの足助さん（二百十九頁参照）に「助けて！」とお願いしたところ、すぐ相談に乗ってくださり、佐藤先生の講演会に家族四人で行きました。

佐藤先生に、「竹下さん、絶対に治りますよ」という強いお言葉をいただ

き、そのとき初めて鍼を打っていただきました。その日から、痛みもなく
ぐっすり眠ることができたのです。

その後、ノニ・シャキヤと天然メシマコブ、菩薩元を飲みはじめところ、二カ月後にはエコー検査で「ガンが小さくなっている」「血液検査も良好」と言われ、食欲も出てよく食べるようになりました。そして、その二カ月後には、急激にガンが小さくなったとの結果を知らされ、うれしくて涙が止まりませんでした。いまでは、自分の体験談を一人でも多くの人に伝えることを使命として、佐藤先生の講演会に足を運んでいます。

**前田一郎**さん　大阪市　八十二歳

私がノニ・シャキヤを飲み出したのは、平成十四年十二月二十四日から

です。その頃は健康でしたので、毎日五粒ほど飲んでいました。その後に足を悪くし、車椅子生活をやむなくされました。すると、運動不足のため体重が八十八キロにまで増え、ウエストも百二十センチになってしまいました。

このままではまずいと、ノニ・シャキヤを二月から十粒ほど、一日三回飲みはじめました。すると、一日に四、五回も出るほど便通もよくなり、お腹が小さくなっていきました。

その結果、体重は六キロ減って八十二キロになり、ウエストは三十センチも減って九十センチになりました。以前にはいていたズボンもブカブカ、上着もブカブカになりました。

このように、ちょっと注意すれば、よい結果が出るのだと安心し、いまはまた飲みはじめの頃の一日五粒に戻しています。

井上文子さん　佐賀県　七十歳

私は風邪に弱く、すぐに喘息を引き起こすため、一年の三分の二以上を喘息と戦わなければなりませんでした。夏場はとくに悪く、毎年必ず夏風邪をひき、それが長引いて、たいへんな状態となりました。

平成十五年の二月末、プラナのノニ・シャキヤに出合いまして、さっそく購入いたしました。三月はじめに佐藤先生が長崎へお見えになると聞き、友だちと一緒に講演会に行ったところ、幸いにも鍼治療をしていただけました。先生の鍼治療は素晴らしく、体が本当にスカッとし、まるで自分の体ではないような気持ちよさでした。

それからは、ノニ・シャキヤを毎日一生懸命食べ続けています。ノニ・シャキヤを食べはじめて五カ月が経ちますが、それ以来一度も風邪をひいていません。友だちも私の体を心配してくれていますが、本当にあれだけ苦しんだ喘息もいっさい出ず、嘘のようです。私のように苦しい病気で悩んでいる人たちに、一生懸命この喜びを伝えていきたいと思っています。

主人のことですが、糖尿病の合併症で、目と腎臓を患っています。左目は失明、右目は裸眼で〇・二、眼鏡を使用しても〇・五程度の状態です。また、腎臓は生涯治る見込みのない腎不全で、週三回人工透析を受けています。

その主人も、私と同時にノニ・シャキヤを飲みはじめました。そうしたら、視力がまったくなかった左の目に、かすかな光を感じるようになったのです。右目の視力も眼鏡をかけて〇・七に上がりました。人工透析は、いまも週三回続けておりますが、以前より尿の出る量が増え、透析後の体のきつさやだるさがずいぶん楽になったと申しております。透析時の除水量も減少しています。

ちなみに、データとしては以下の通りです。

除水量……一日おきの体重の増加……三パーセント以下だったのが、
二・五パーセントから二パーセントへ
二日おきの体重の増加……五パーセント以下だったのが、
三・五パーセントから三パーセントへ

血糖値……………200～300～130～140
血圧……………200～110～130～72
クリアチニン…8～10は変化なし

なお、佐藤先生の治療を受けた日は、尿の量が劇的に増加しました。将来、少しでも病気が改善できることを信じています。

# あとがき

## 1

私がこれまで、いかに水にこだわってきたかについては、拙著『21世紀は無病の時代になる』（たま出版）で述べた通りです。そのなかで私は、自らつくり上げた「菩薩元」なる水についても詳しく説明いたしました。

しかし私は、けっして「菩薩元」だけで満足していたわけではありません。「菩薩元」が完成した時点で、私はすぐに「菩薩元」よりさらに優れた水をつくろうと決心していました。そうして、日夜研究に研究を重ねた結果、まだ正式に商品化されてはいないものの、ほぼ完成に近い状況にまで辿り着いたのです。これは、完璧に近いまでの理論によってつくられたものので、まさに絶賛に値すると自負しています。

ガンはとくにそうだと言えますが、ほとんどの病気は嫌気性細菌によって発症します。つまり、体のなかの酸素が足りなくなることで、ガンができるのです。だからといって、酸素を大量に吸い込むと、今度は過酸化症候群を起こし、卒倒してしまいかねません。そのため、酸素を直接体に取り込むのではなく、水を通して取り込む方法はないかと、私なりにいろいろ考えてきたのです。

その結果、水の中に酸素を大量に溶け込ませた水をつくればよいということで、現在、その溶存酸素水の製造にある程度成功しています。ヘモグロビンの研究と光工学の研究でノーベル医学賞を受賞したワールブック・オット博士によると、ガンだろうとなんだろうと、ほとんどの病気は酸素を大量に与えると消滅するため、今後は酸素を使った夢のような治療法が可能になるだろうということを書いています。

そこで、ドイツのバークマン博士がこの理論をもとに、水に酸素を取り込む方法を研究した結果、一リットル中〇・四五ミリリットルの酸素を溶け込ませることに成功したのです。

それを、三十二人のガン患者さんに協力してもらって、普通の水を飲ませた患者さんと、この酸素の入った水を飲ませた患者さんとで、どれほどの違いが生じるかを調査しました。もちろん、調査の前には、患者さんたちの免疫物質をすべて調べ、ナチュラルキラー細胞や顆粒性白血球、リンパ球の数なども詳細に調べておきました。

さて、結果はどうだったでしょう。酸素の多く入った水を飲ませた患者さんたちは、データがすべて改善され、ガンがよくなっていたというのです。このデータ等については、インターネットで簡単に知ることができます。

実は、私自身もこの事実をインターネットで調べた一人なのですが、それほど酸素の溶けた水が効果的ならば、私もぜひつくってみたいものだと思ったのです。それも、一リットル中〇・四五ミリリットルなどというわずかなものではなく、もっと多くの酸素を溶け込ませる方法はないかと考えました。

そして、考えた構想をある企業に持ち込み、一リットル中に一・四、五ミリリットルくらいの溶存酸素を入れることのできる機械をつくれないかと提案しました。それを受けて、企業が熱心に取り組むことより、ついに成功したのです。これについても、いま特許申請をしています。

この溶存酸素水の開発により、「二十一世紀は無病の時代になる」に、さらに現実味が帯びはじめたと、私は確信しています。この水は、おそらく「菩薩元」の倍くらいの効き目を発揮することでしょう。

私はこれまで、いかに酸素を体に取り込むかについて、ヨガの呼吸法も学び、研究してきました。たとえば、自分の脈拍をみながら、いくつ目で吸って、いくつ目で止めて、いくつ目で吐くというように呼吸をしていきます。その結果、八吸って、四止めて、八吐くという呼吸法が、最もよいということがわかりました。そのように呼吸すると、脳下垂体が効果的に働くのです。これもプラナ術の一つです。

今後は、水と同時にこの呼吸法も一緒に指導していきたいと考えています。

## 2

そのほかにも、私は生来いろいろなことに興味を持ってきた人間です。その一つが音楽です。できれば、この趣味を生かして「ヒーリング・ミュージック」なるものもつくってみたいと考えています。前著でも述べましたが、私の家系は代々音楽の世界にも関係しており、私の兄弟たちは、仕事以外に民謡の師匠も務めています。私自身、かつては「越中おわら節保存会」の理事をしていたこともあるほどです。おわら節の歌い手としてレコードも出しましたし、作詩や作曲もしています。

『はぐれこきりこ』で大ヒットを飛ばした成世昌平という歌手は、平成十五年のNHKの紅白歌合戦に出場できるかどうかで一時大騒ぎされましたが、彼はじつは私の民謡の弟子なのです。彼の歌の一つに『風の盆流し唄』がありますが、詞は私が書きました。三万枚ほど売れたと聞いています。

というわけで、音楽に関わりがあるため、ぜひ「ヒーリング・ミュージック」をシンセサイザーを使ってつくってみたいと考えているのです。

また、呼吸法についても、私が過去に書いたり集めたりした膨大な資料がありますので、それを詩のような簡単な言葉で表現した歌をつくり、これもできれば成世昌平に歌わせたいとも思っています。

## 3

私はもともと、人の体を癒すという使命を感じていました。

治療を受ける人と治療をする人が一つになれば、奇跡は必ず起こります。

聖書には、「求めよ、さらば与えられん」という有名な言葉があります。イエス・キリストは、目の不自由な人や足の不自由な人を癒すことで有名になりましたが、「助けてください」と哀願をしていても心から叫んでいない人にはそしらぬ顔で素通りされ、心から叫んでいる人には手を当てて奇跡を起こされたそうです。

私は、これは治療の真理であると思っています。

人に対するやさしさ、いとしさをもって、必ず治ると思って心を込めて治療するのと、不安定な心をもって治療するのでは、その効果に大きな差が出るものです。

聖書にはまた、「信じるものは救われる」という言葉があります。

私はこれまで、長いあいだ人を治療してきましたが、治りのいい人と悪い人の違いは、その人がどれだけ心から素直に私を信じてくれているかにかかっているように思えます。

患者さんは、よく「先生、これは治りますか？」と聞いてきます。

そんなとき、私は、「治りますかというあなたのモノの考え方を変えましょう」と答えます。そして、「私が治療するのは、あなたの体をよくする手助けをするんですよ。治すのはあなた自身なんですよ」とよく言います。

病気を治すのは、結局その人自身が持っている免疫力なのです。つまり、自分の心の持ち方が決め手になるのです。

「心」が治療の原点であり、基本である。それが私の、鍼治療師としての信念でもあります。

**著者紹介**

**佐藤 清**（さとう きよし）

1936年生まれ。接骨師、鍼灸師。

故・岡崎嘉平太氏の推薦で、中国の周恩来首相（当時）の主治医であった馮天有氏と中国治療の研究を行う。さらにその師である羅有名師にも師事。中国医療の奥義を習得して帰国。

スポーツ界の有名選手、オリンピック選手などが極秘に治療を依頼しに来る隠れた有名医である。特に巨人軍、オリックス、バレーボール全日本の男子チームなどの治療を手がける。

捻挫からガンまで幅広い治療に応じることができる柔軟性は天与のもの。

さらに、良い薬草を求めてアジア、ヒマラヤまで足を伸ばして研究に打ち込む。

気さくな人柄のため、治療を受ける方も何でも相談できるのが心強い。

治療法や治療器具の発明も多く、特許申請も多数にのぼる。

著書に「21世紀は無病の時代になる」（たま出版）がある。

**飲んで、塗って、痛みが消えた**

2004年7月15日　初版第1刷発行
2005年8月11日　初版第2刷発行

著　者　佐藤 清
発行者　韮澤 潤一郎
発行所　株式会社 たま出版
〒160-0004 東京都新宿区四谷4－28－20
☎03-5369-3051（代表）
http://www.tamabook.com
振替　00130-5-94804

印刷所　図書印刷株式会社


ISBN4-8127-0102-3 C0047